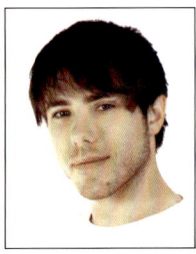 **David Füleki** hat Medienwissenschaften studiert und arbeitet seit 20 Jahren als Comiczeichner. Ergänzend zu diesen Tätigkeiten, die man meist sitzend verbringt, treibt er viel verrückten Sport und verletzt sich oft. Er sollte eigentlich auch häufiger einen Helm tragen, aber immerhin kennt er ja jetzt eine Notärztin.

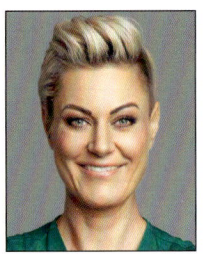 **Dr. med. Carola Holzner** wollte schon als Kind Ärztin werden und ist dies jetzt aus voller Leidenschaft. Wenn sie nicht gerade als Oberärztin in der Notaufnahme ist, fährt sie als Notärztin mit dem Rettungswagen zu Einsätzen oder fliegt mit einem Helikopter zu Notfällen und rettet Leben. Am Herzen liegt ihr außerdem, dass jede und jeder Leben retten kann, wenn sie nur wissen, wie! Das zu vermitteln, ist ihr großes Ziel.

Für Carlotta und Fridolin. Und für alle Kinder. Bleibt neugierig!

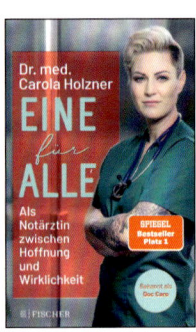 **Mehr von Doc Caro:**
Eine für alle.
Als Notärztin zwischen Hoffnung und Wirklichkeit
978-3-596-70695-2

Keine halben Sachen.
Wie die Notaufnahme den Blick aufs Leben verändert
978-3-596-70827-7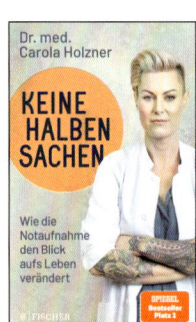

Weitere Informationen zum Kinder- und Jugendbuchprogramm der S. Fischer Verlage finden Sie unter www.fischerverlage.de

Aus Verantwortung für die Umwelt hat sich der Fischer Kinder- und Jugendbuch Verlag zu einer nachhaltigen Buchproduktion verpflichtet. Der bewusste Umgang mit unseren Ressourcen, der Schutz unseres Klimas und der Natur gehören zu unseren obersten Unternehmenszielen.
Gemeinsam mit unseren Partnern und Lieferanten setzen wir uns für eine klimaneutrale Buchproduktion ein, die den Erwerb von Klimazertifikaten zur Kompensation des CO_2-Ausstoßes einschließt.
Weitere Informationen finden Sie unter: www.klimaneutralerverlag.de

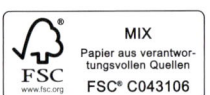

Erschienen bei FISCHER Sauerländer

© 2023 Fischer Kinder- und Jugendbuch Verlag GmbH, Hedderichstr. 114, D-60596 Frankfurt am Main
Umschlaggestaltung: Punch Design unter Verwendung einer Illustration von David Füleki
Colorations-Assistenz: Natalia Schiller
Externe Mitarbeit: Andrea Weller-Essers
Satz: Dahlhaus & Blommel Media Design, Vreden
Druck und Bindung: Grafisches Centrum Cuno GmbH & Co. KG, Calbe
Printed in Germany
ISBN 978-3-7373-5990-0

Dr. med. Carola Holzner

David Füleki

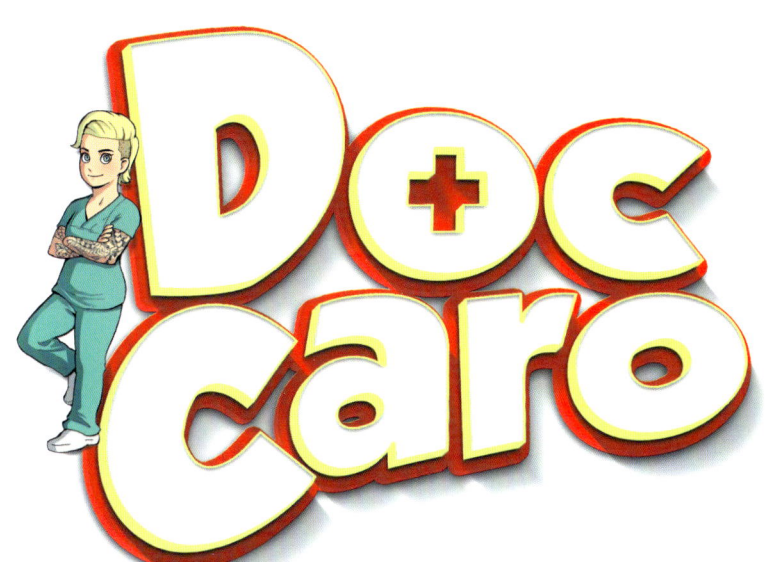

Einsatz fürs Herz

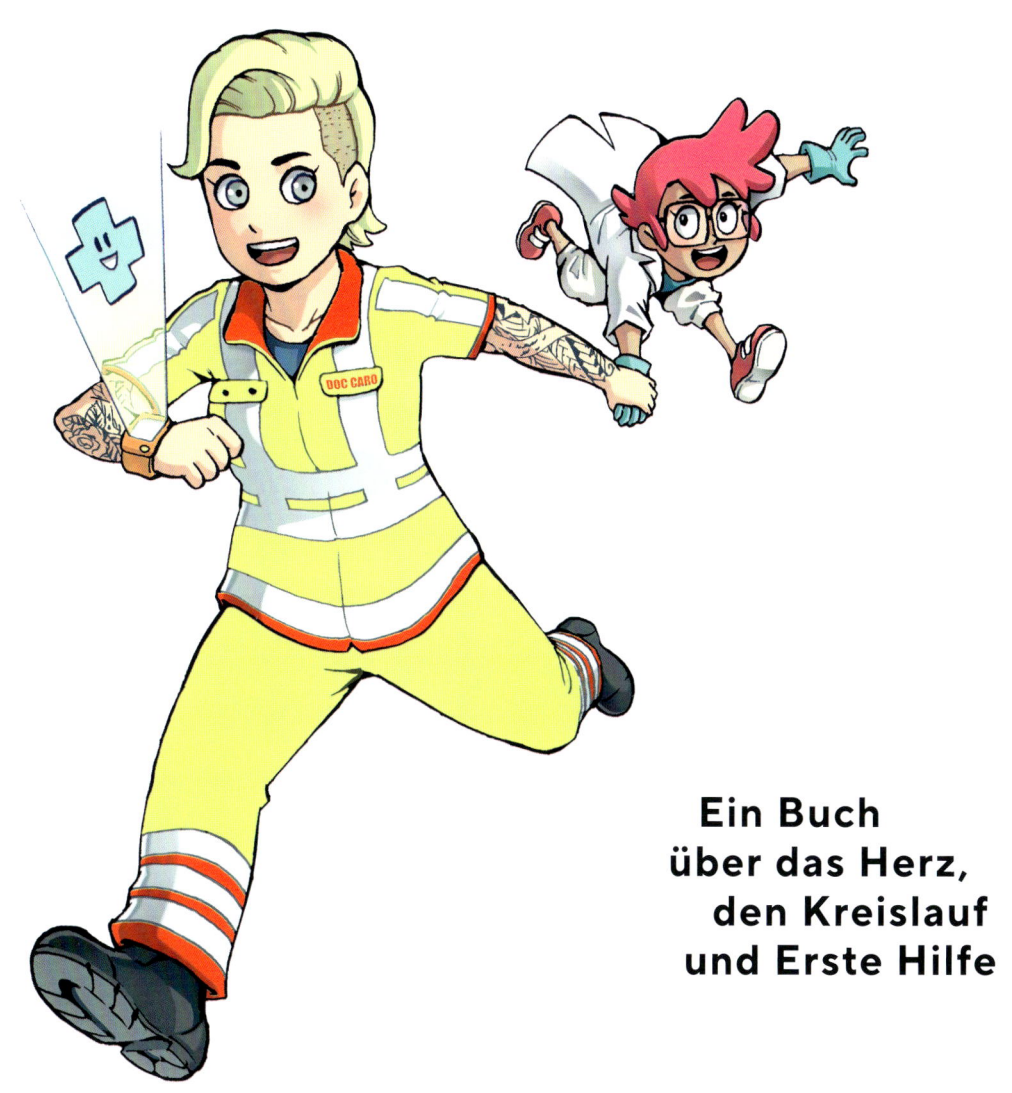

Ein Buch über das Herz, den Kreislauf und Erste Hilfe

FISCHER SAUERLÄNDER

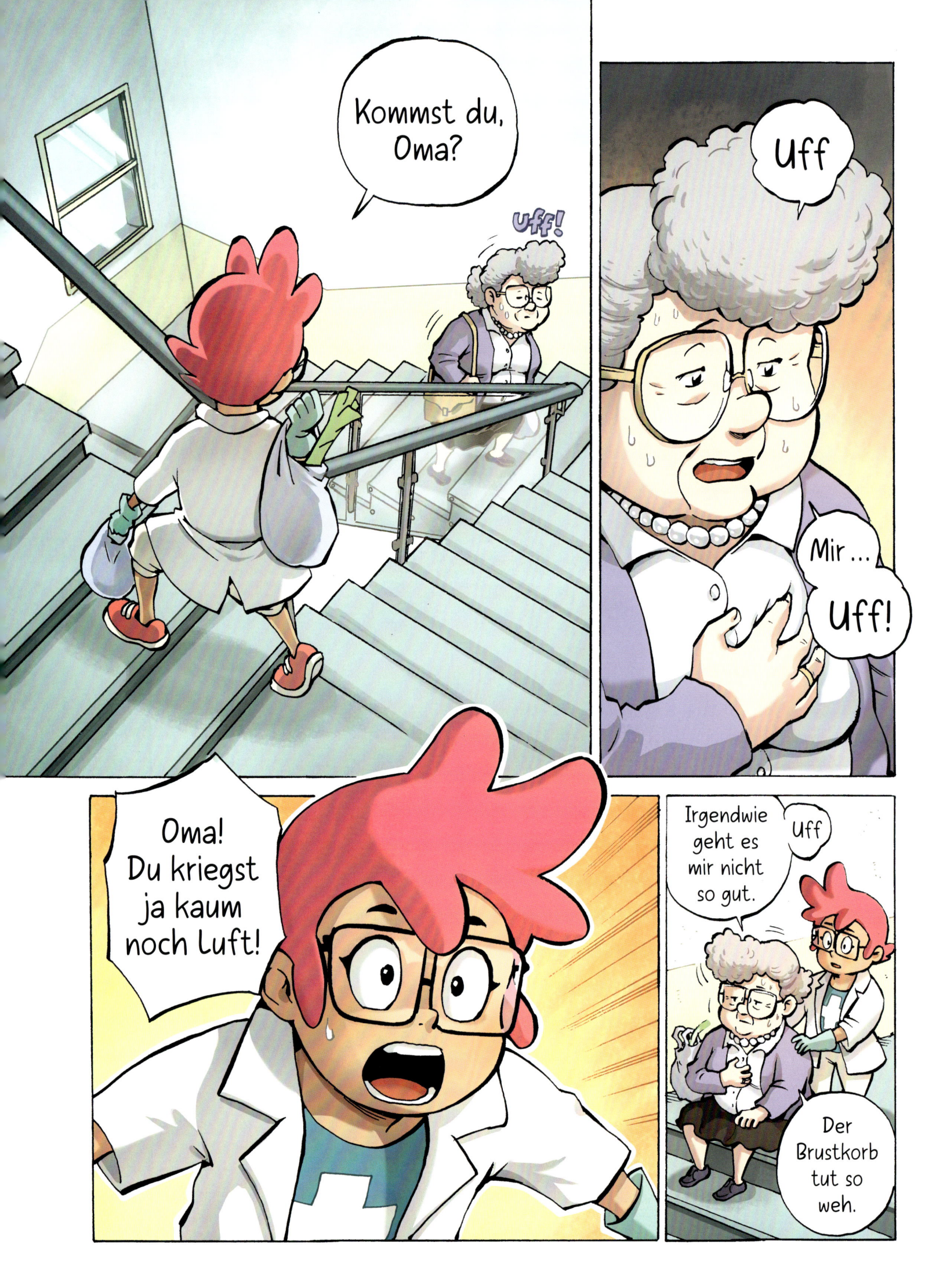

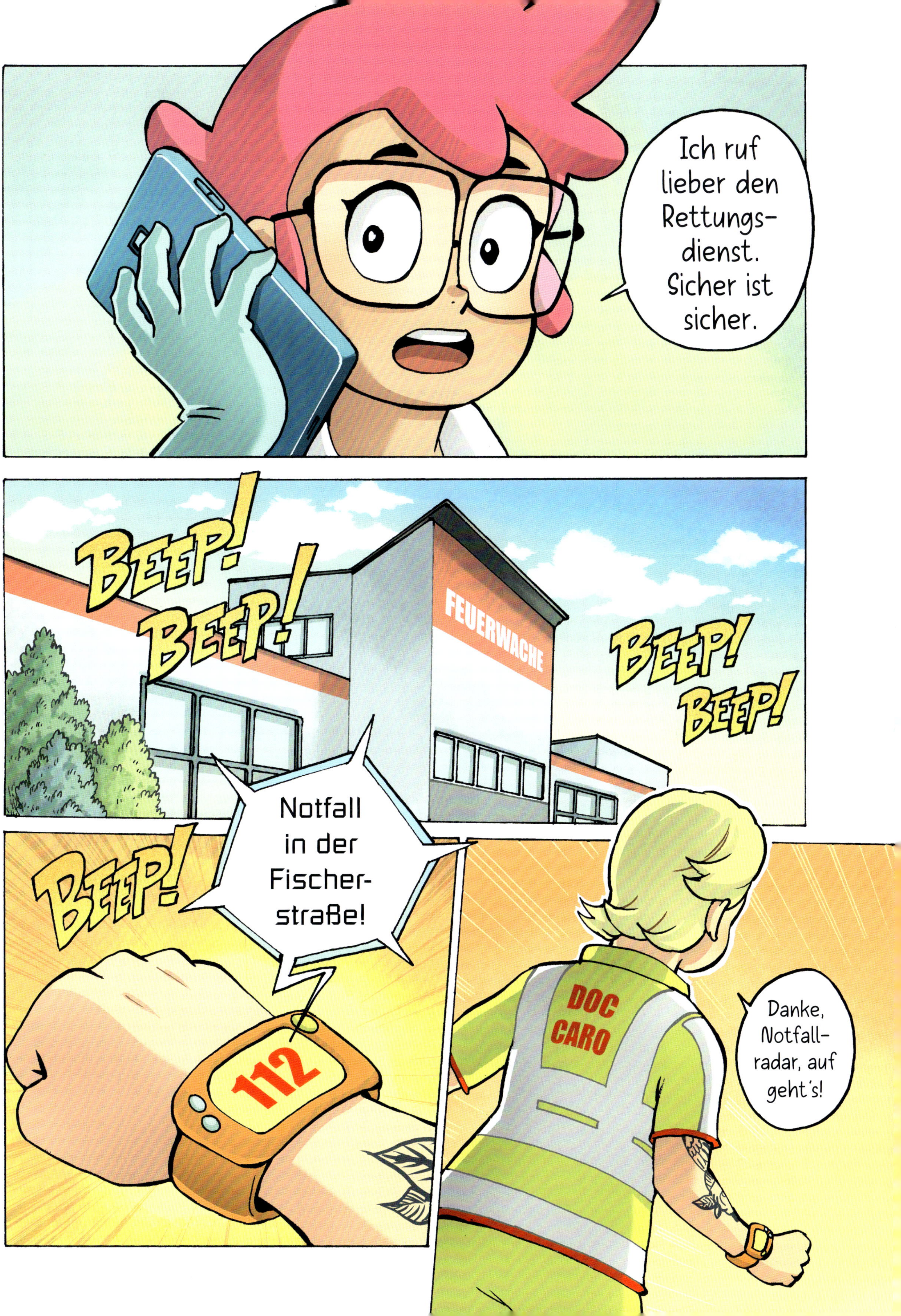

Ich ruf lieber den Rettungsdienst. Sicher ist sicher.

BEEP! BEEP! BEEP! BEEP! BEEP!

FEUERWACHE

Notfall in der Fischerstraße!

112

DOC CARO

Danke, Notfallradar, auf geht's!

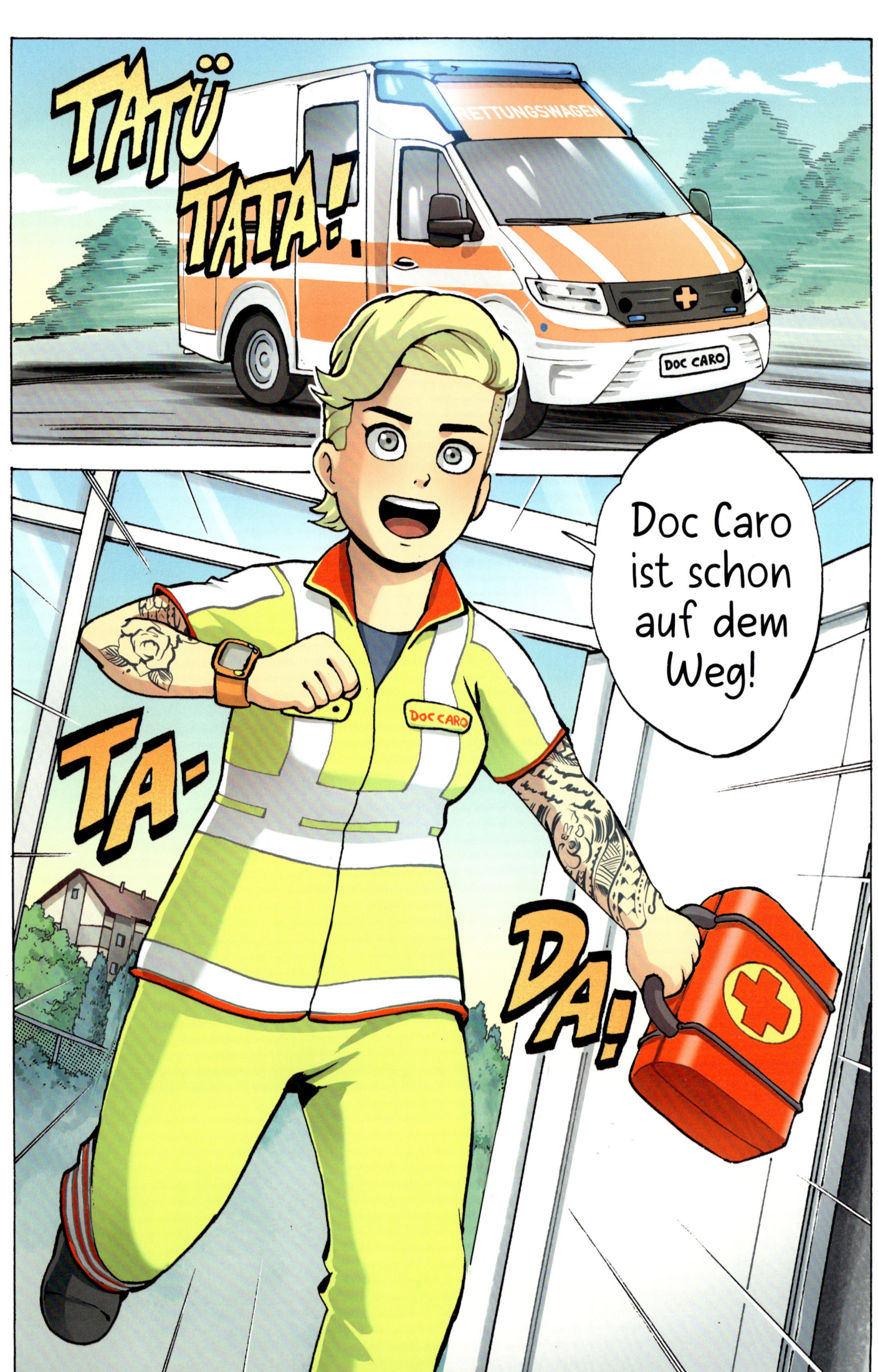

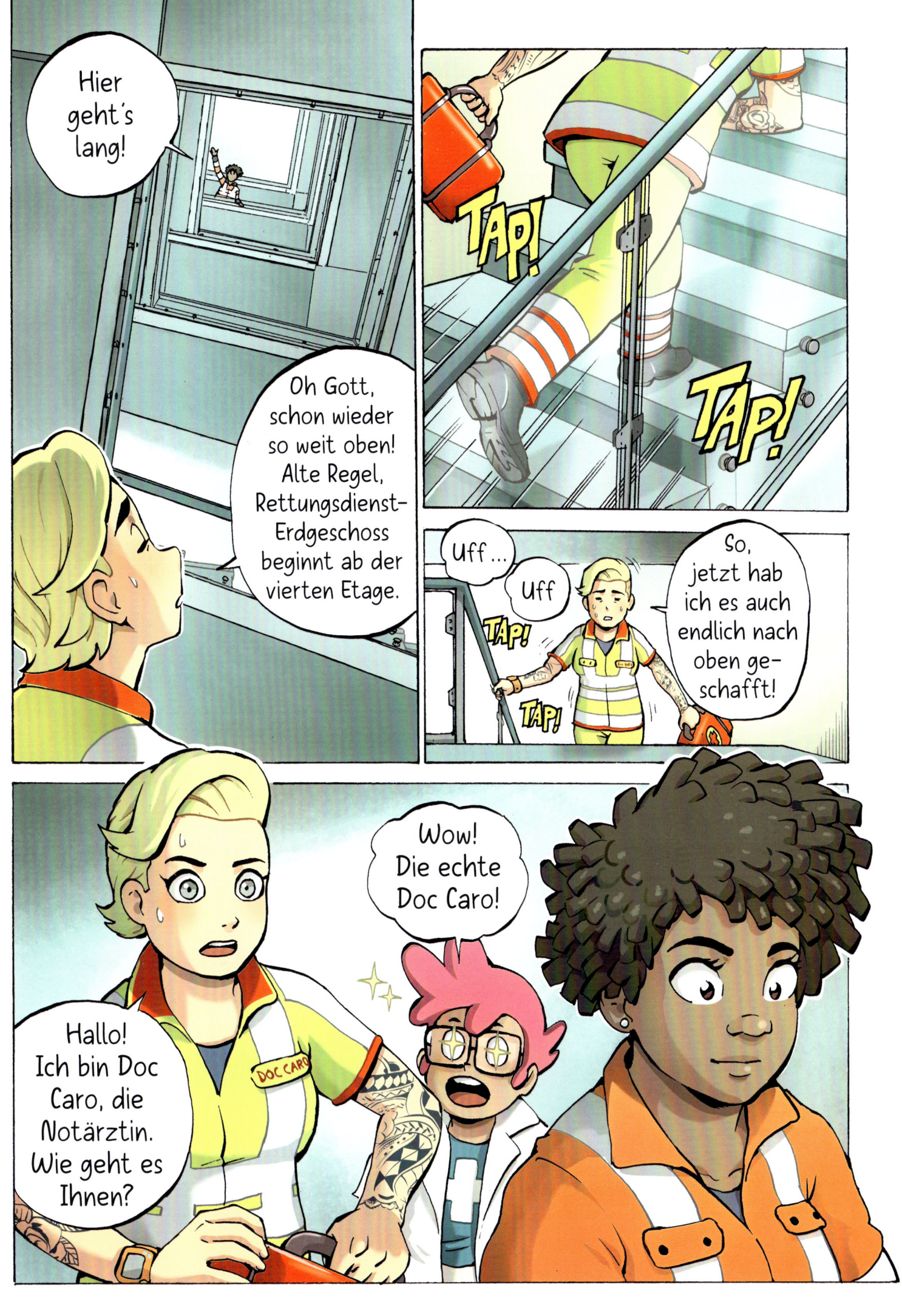

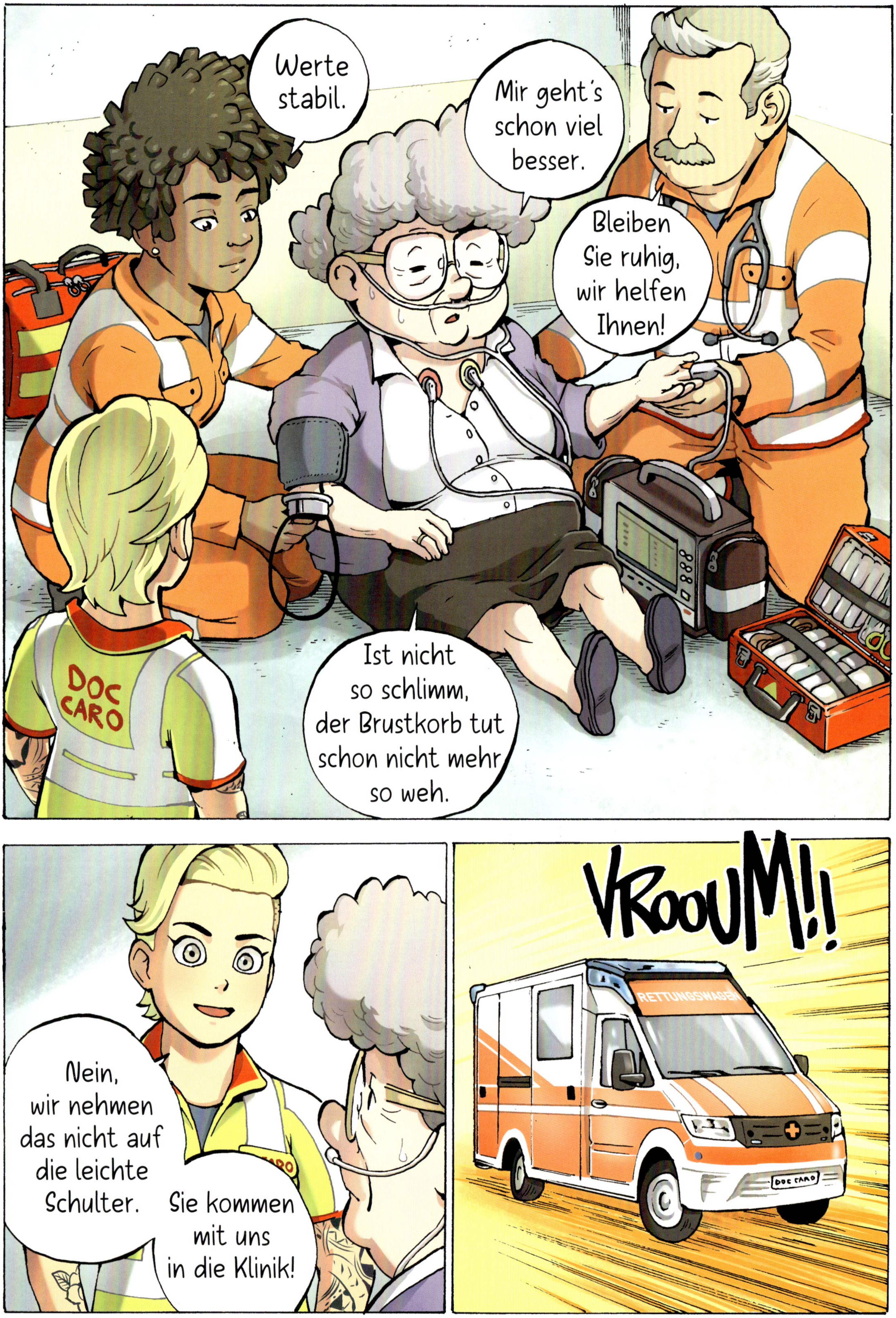

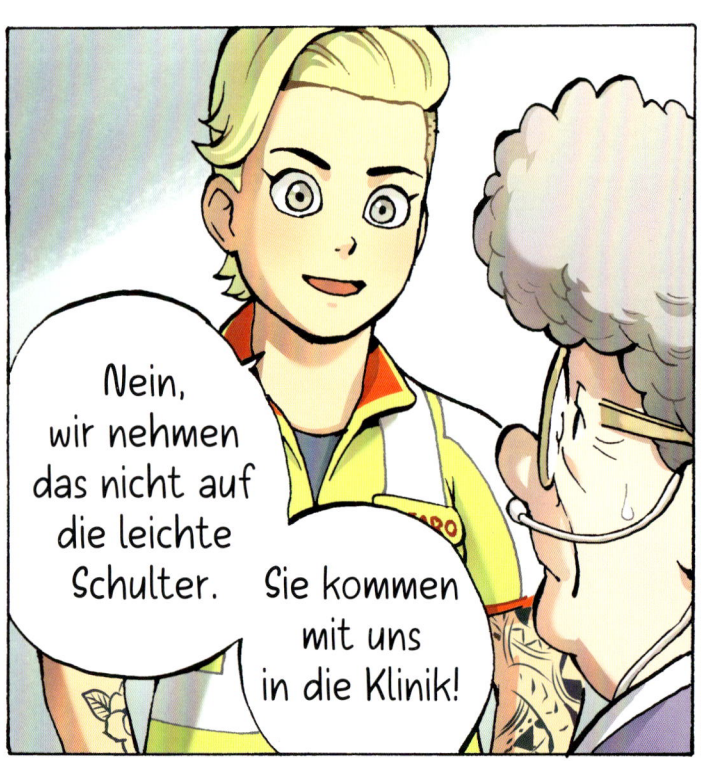
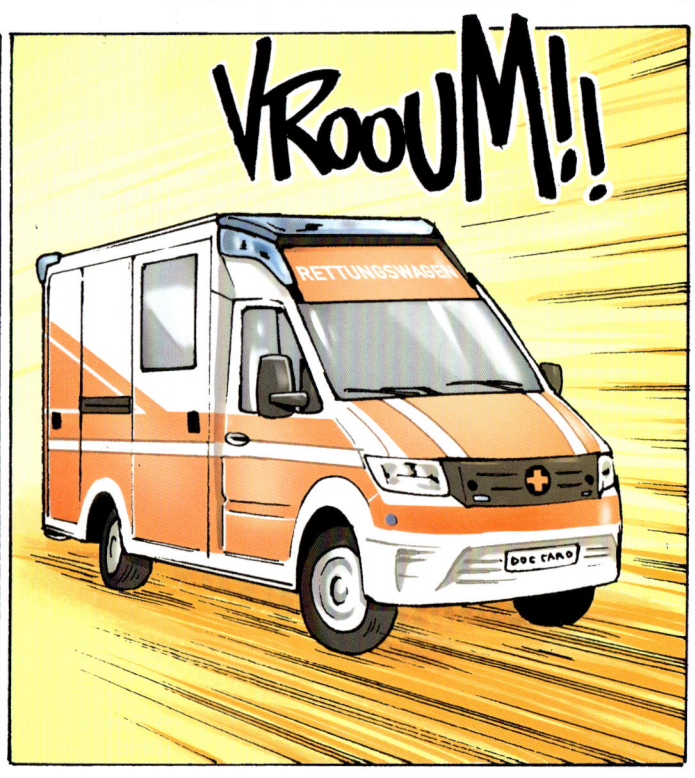

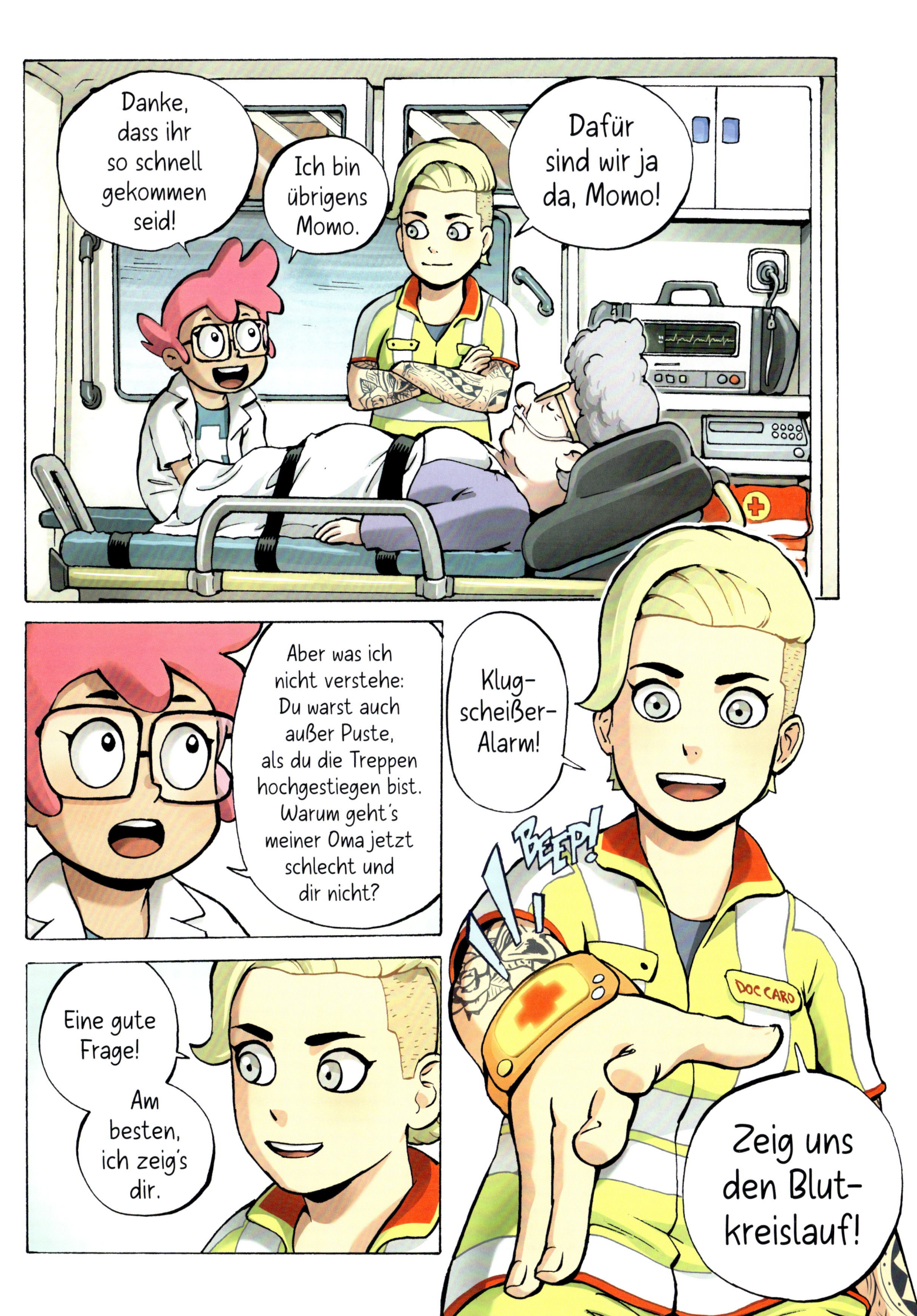

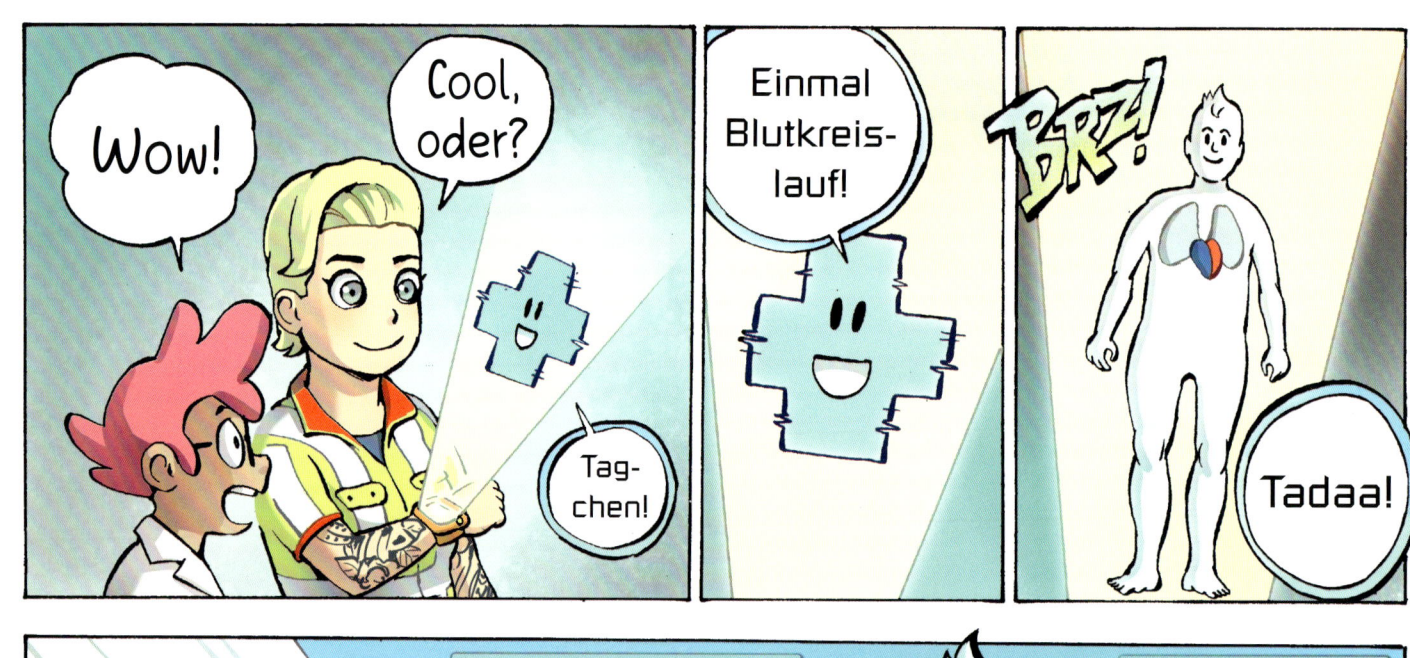
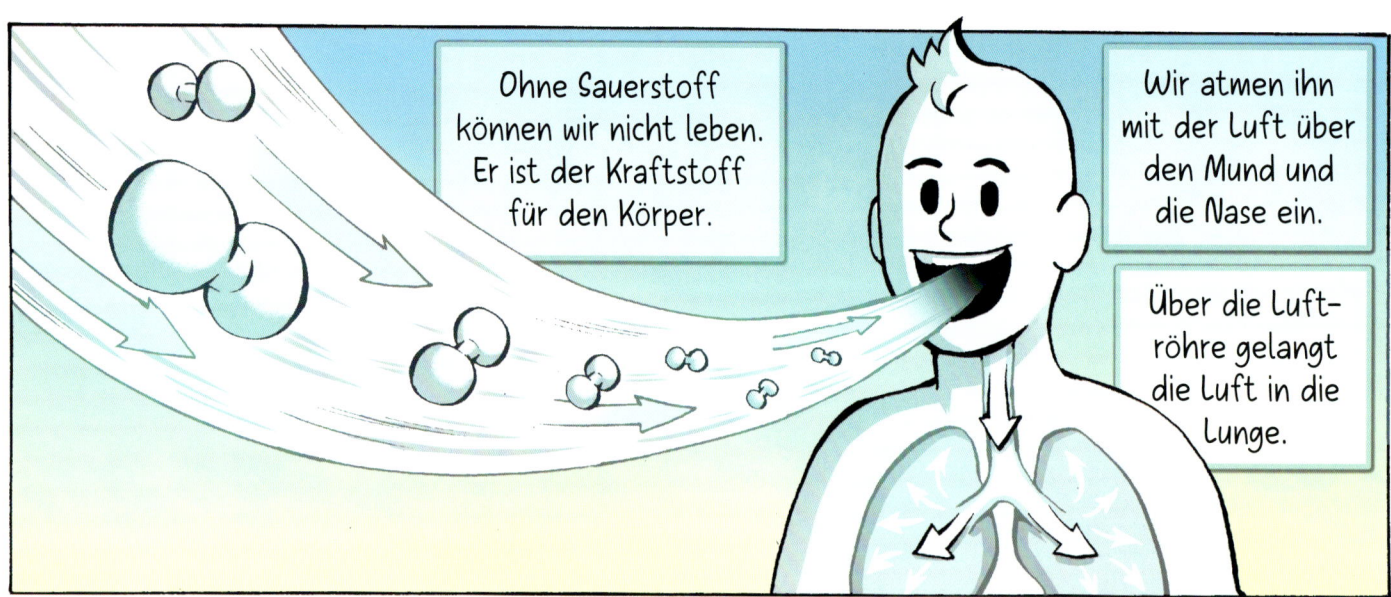
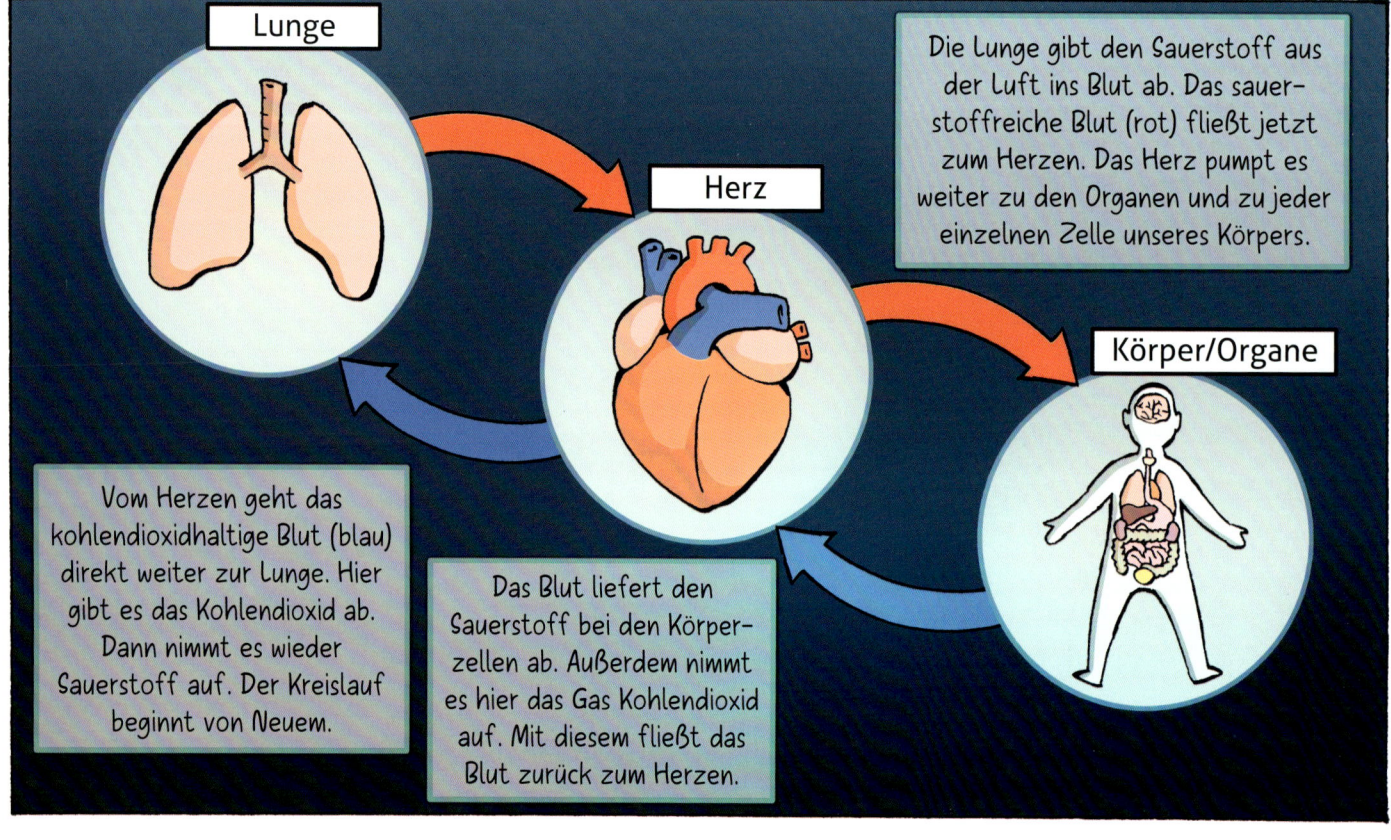

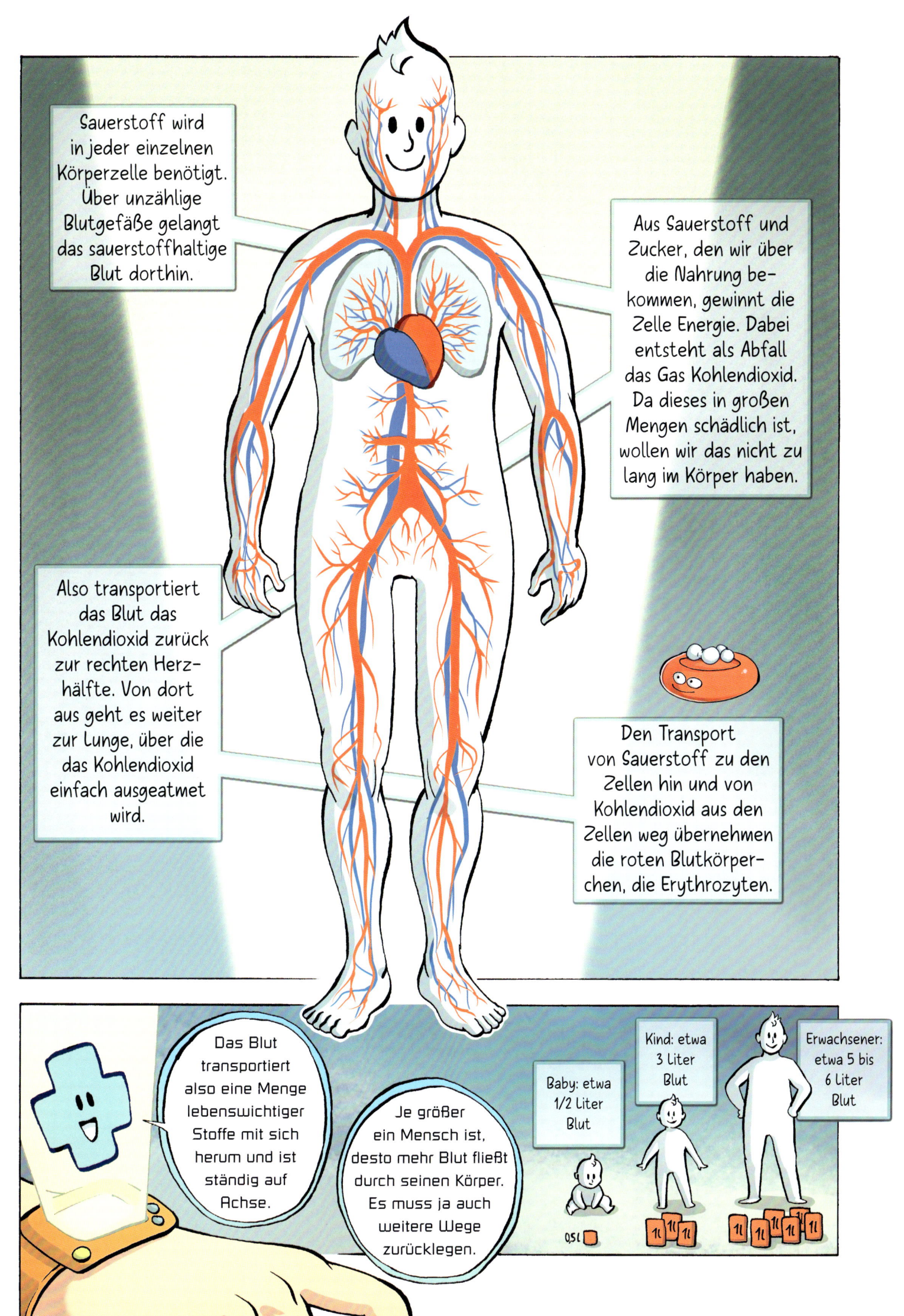

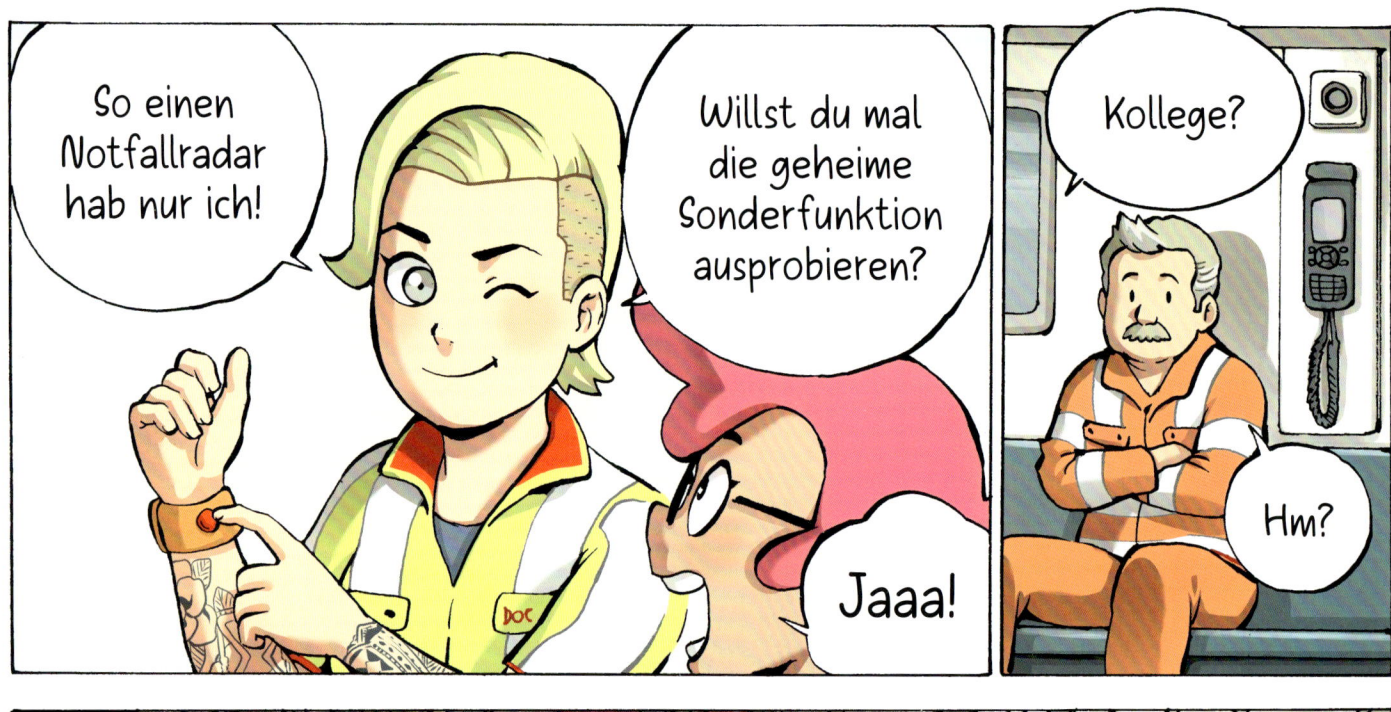

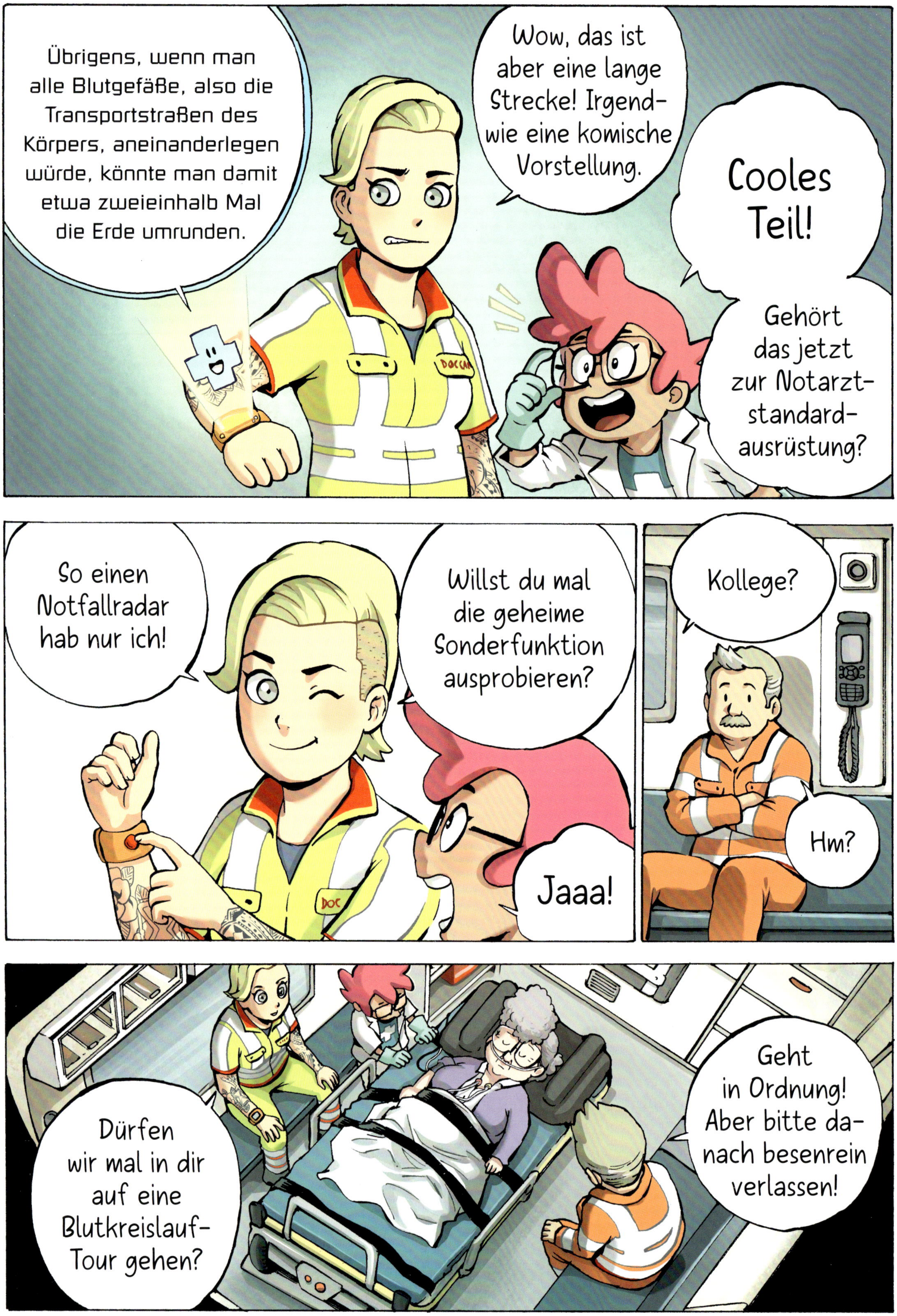

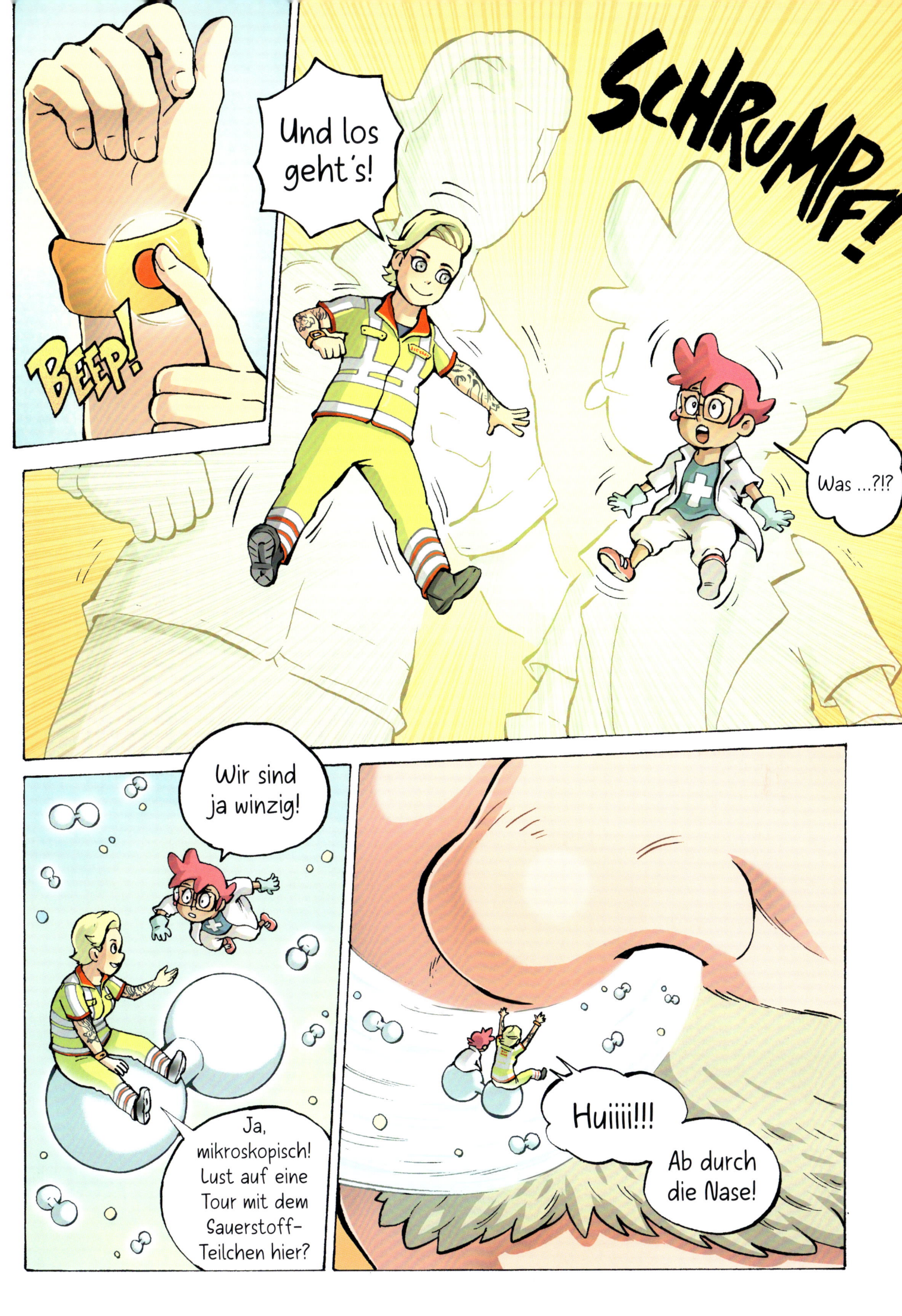

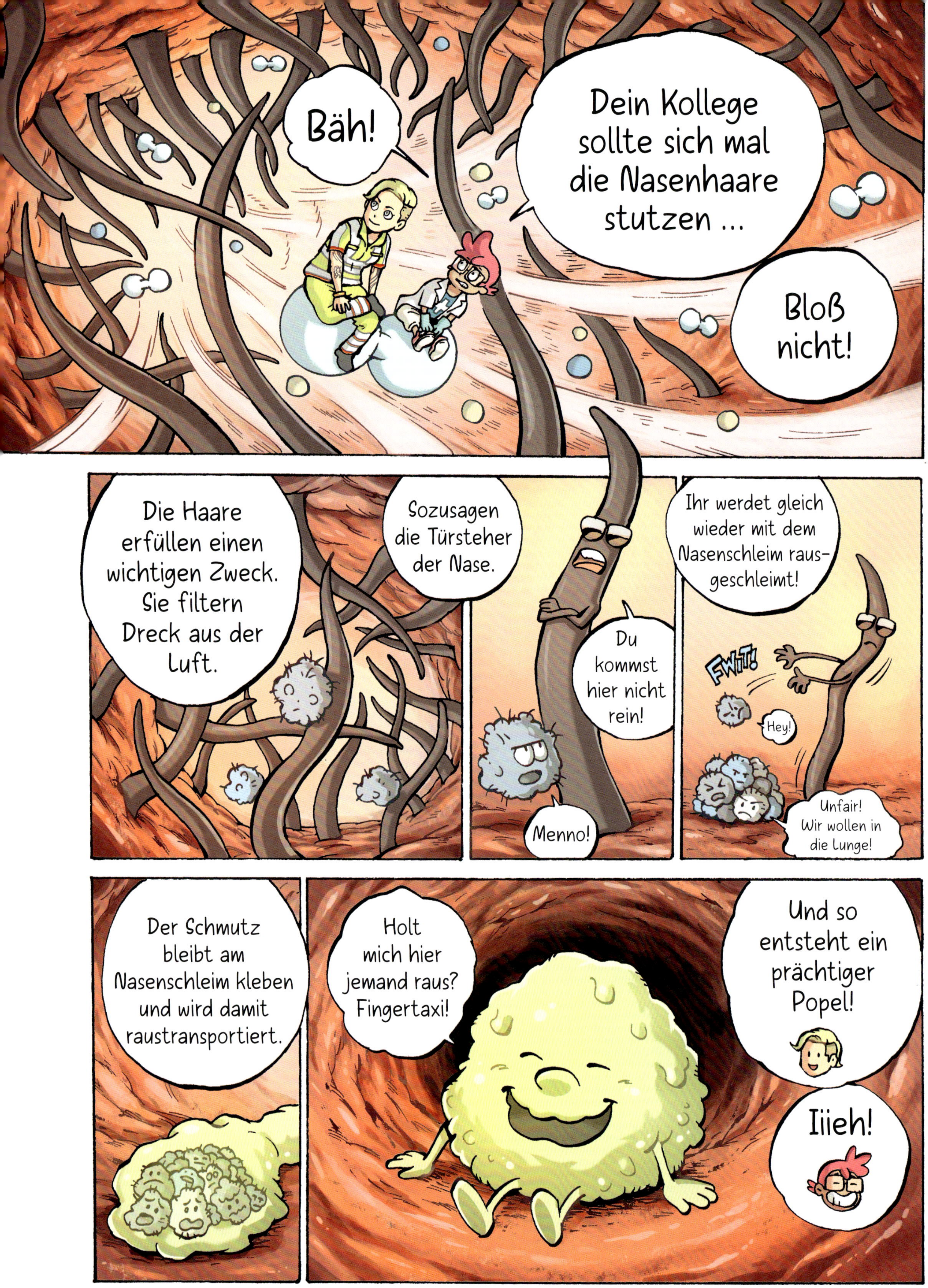

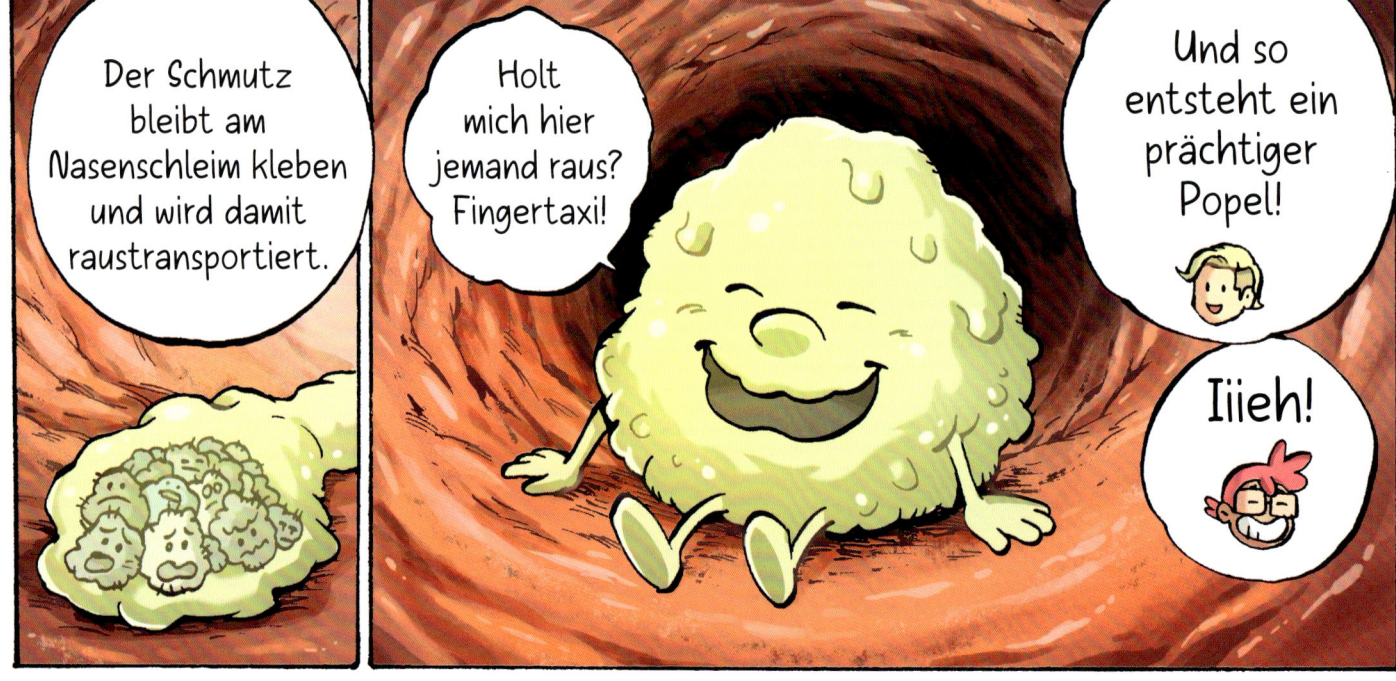

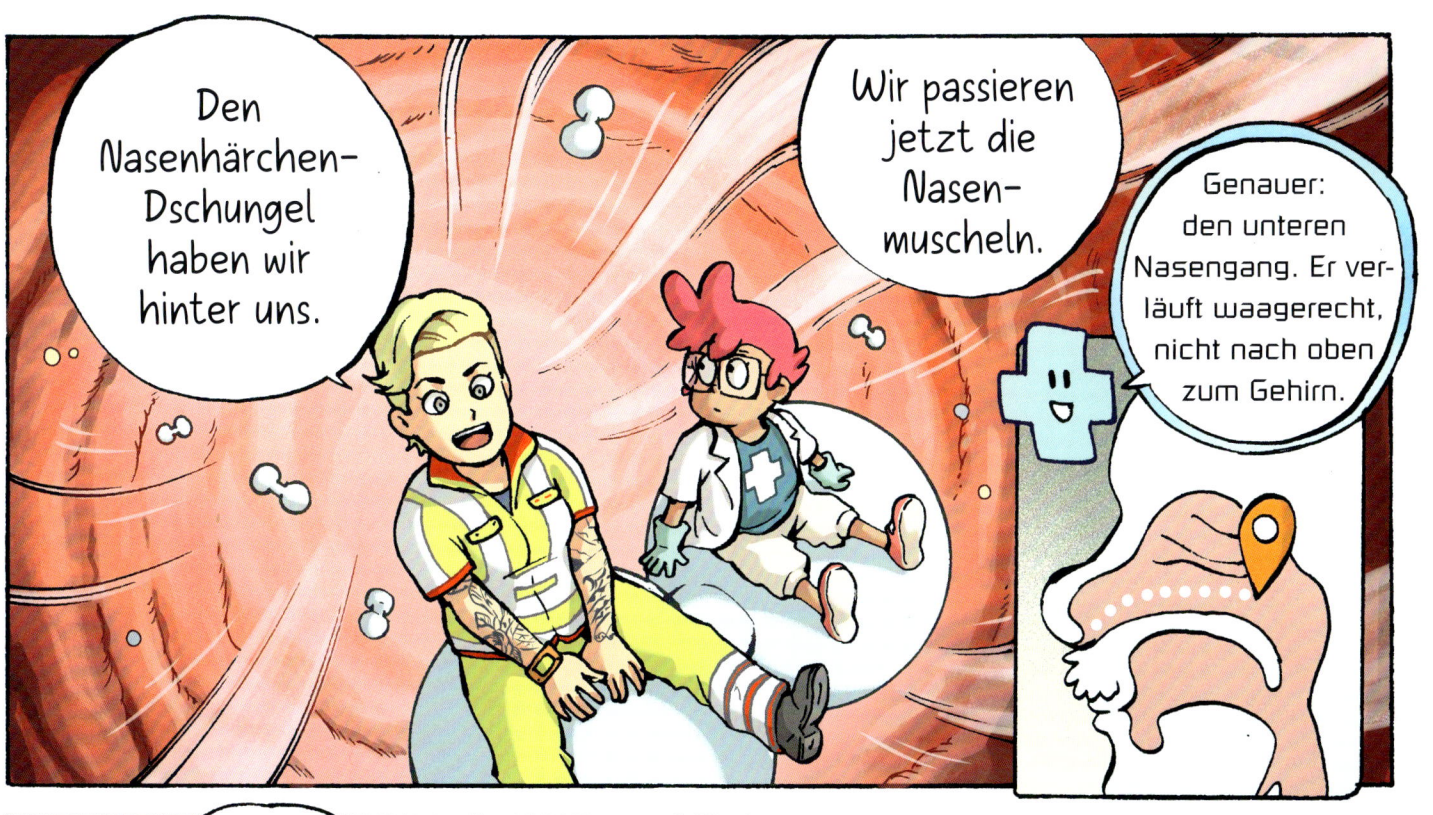
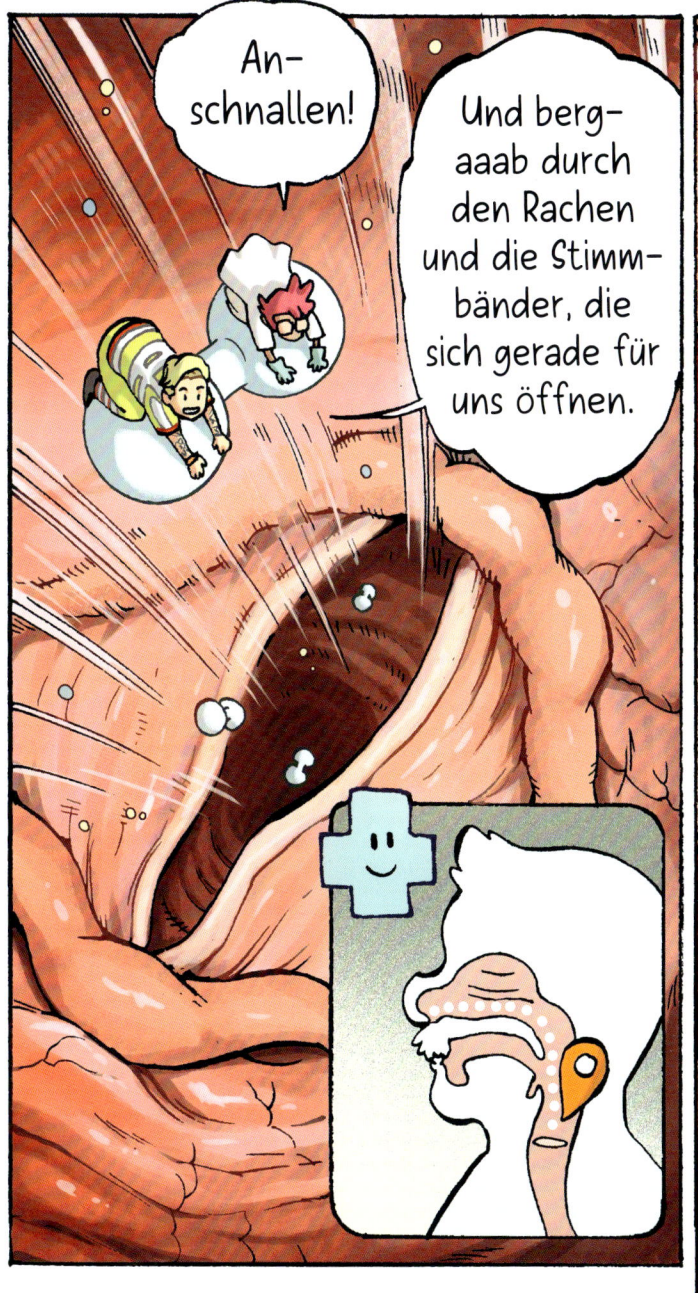
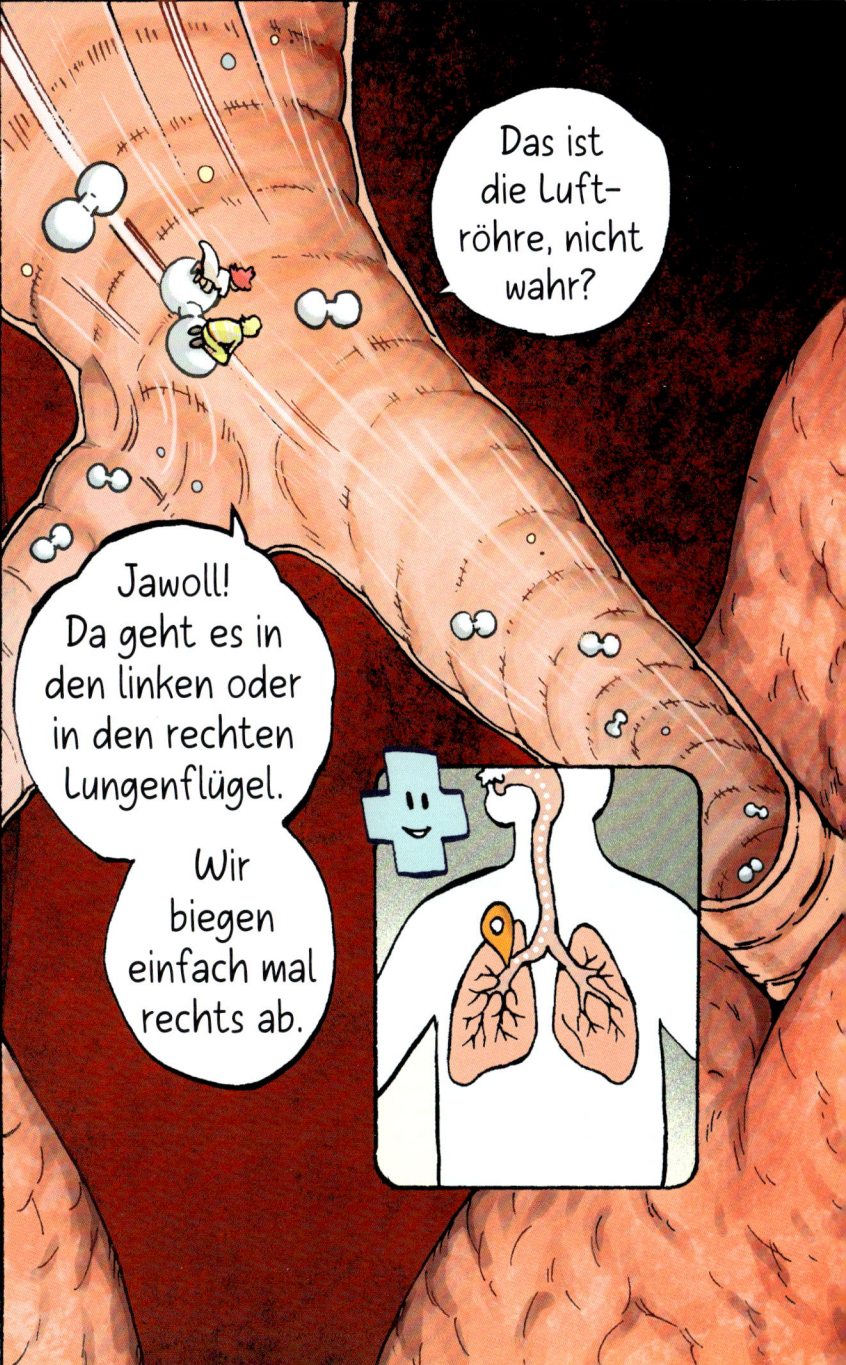

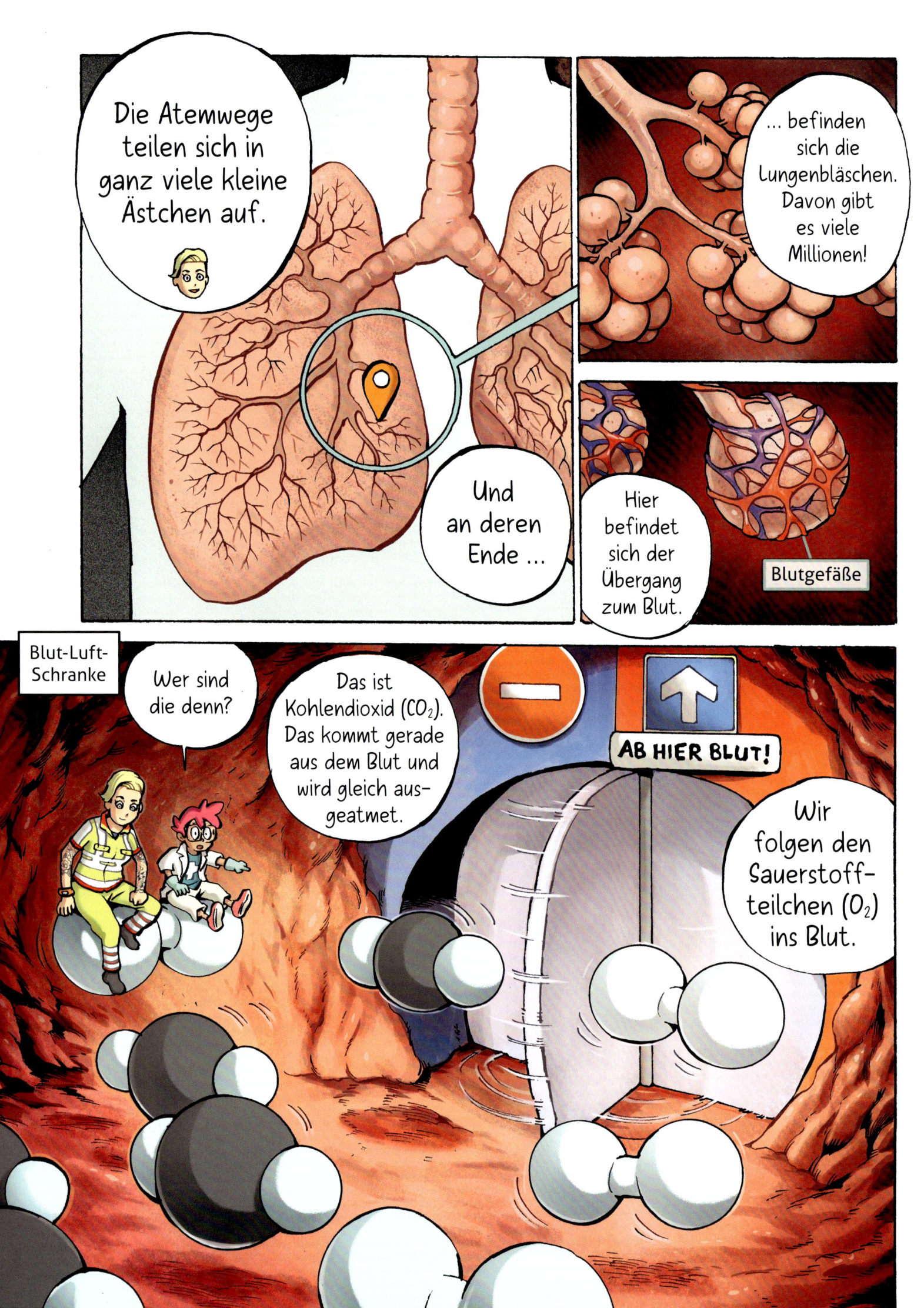

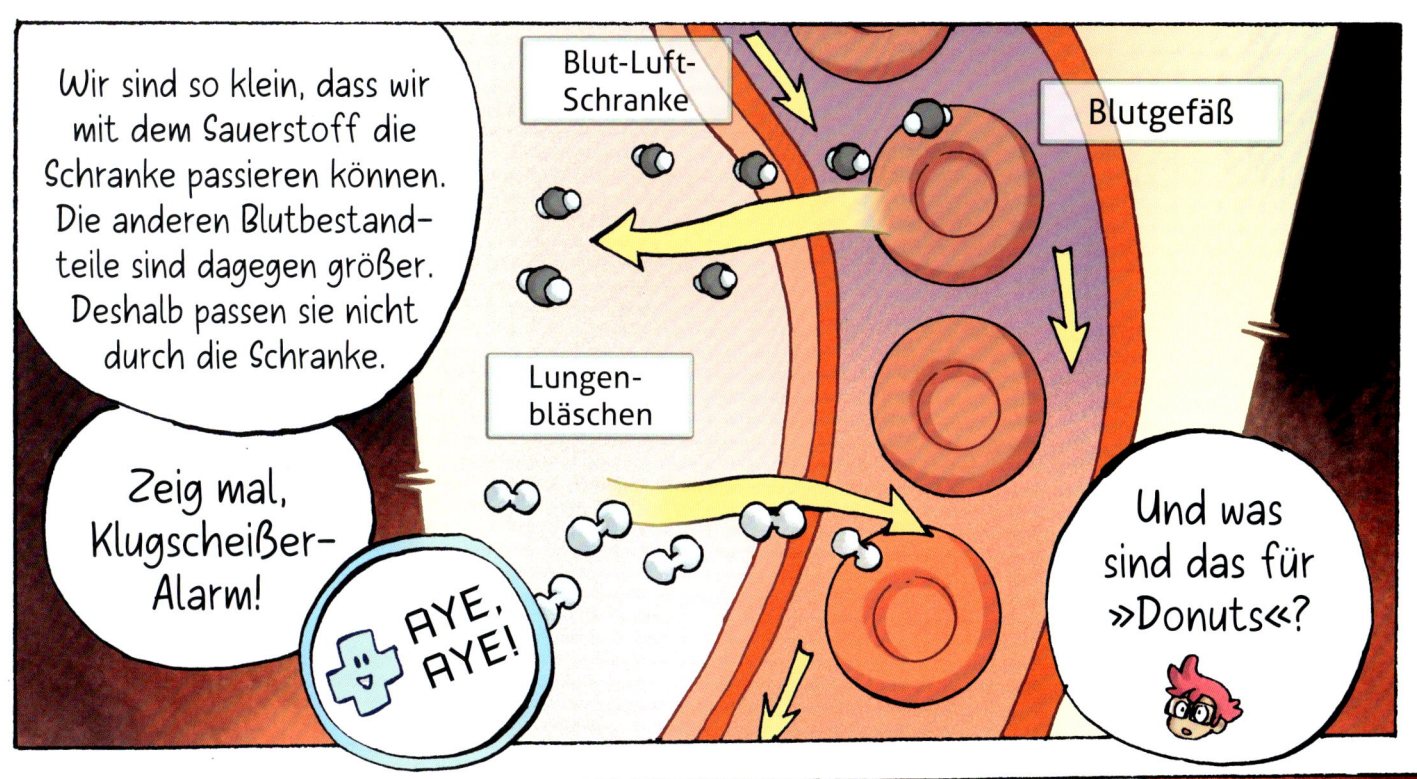

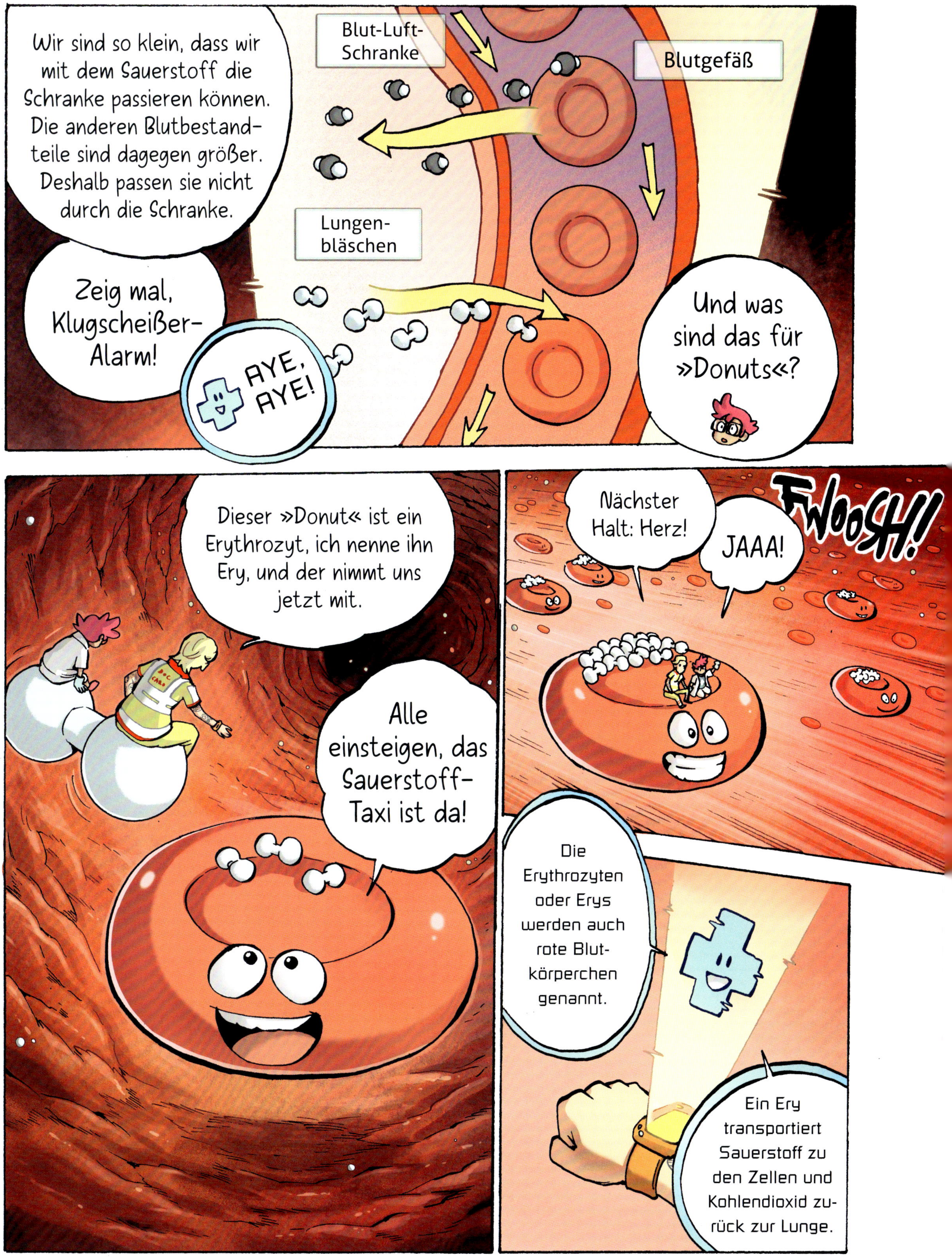

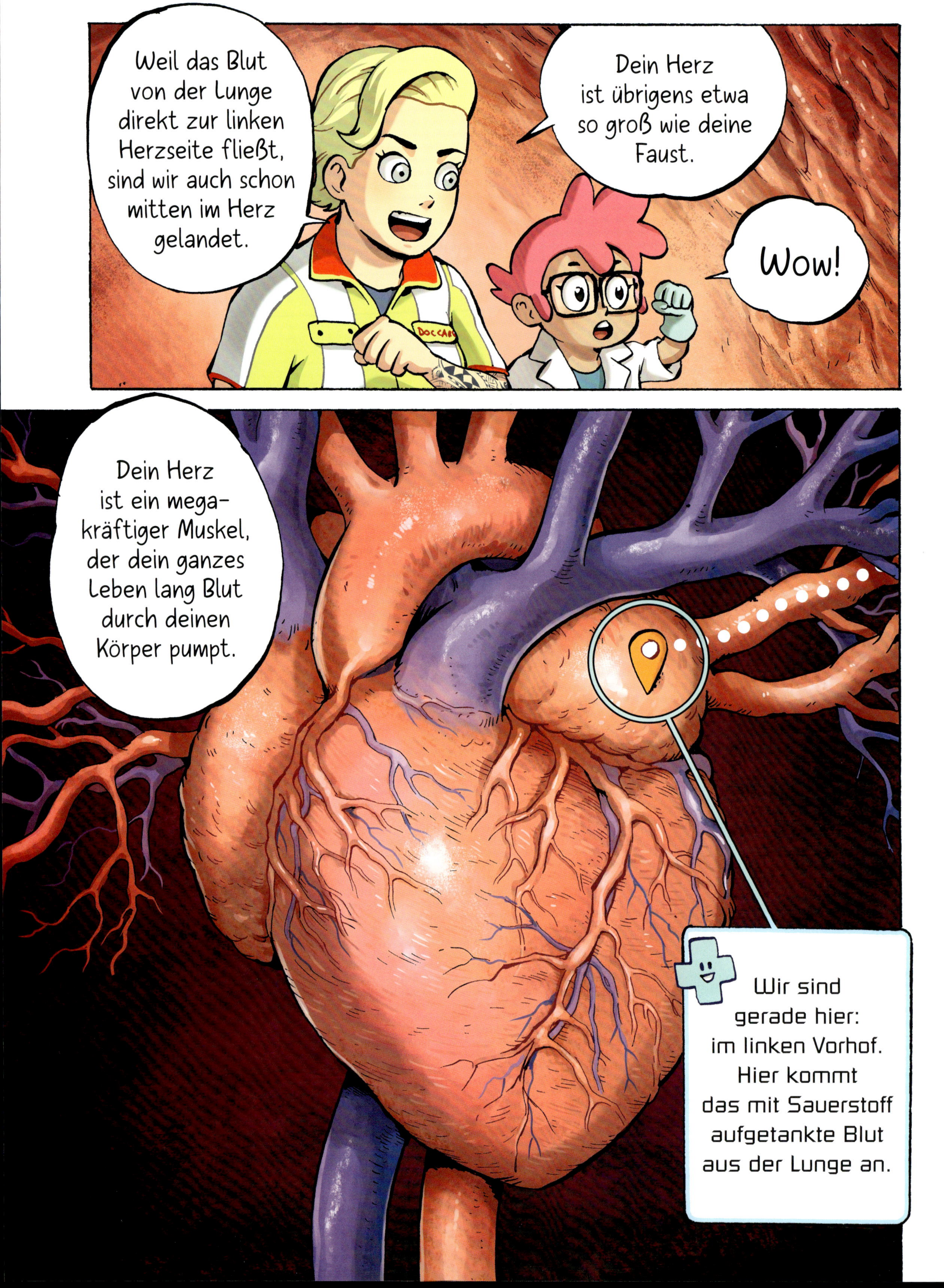

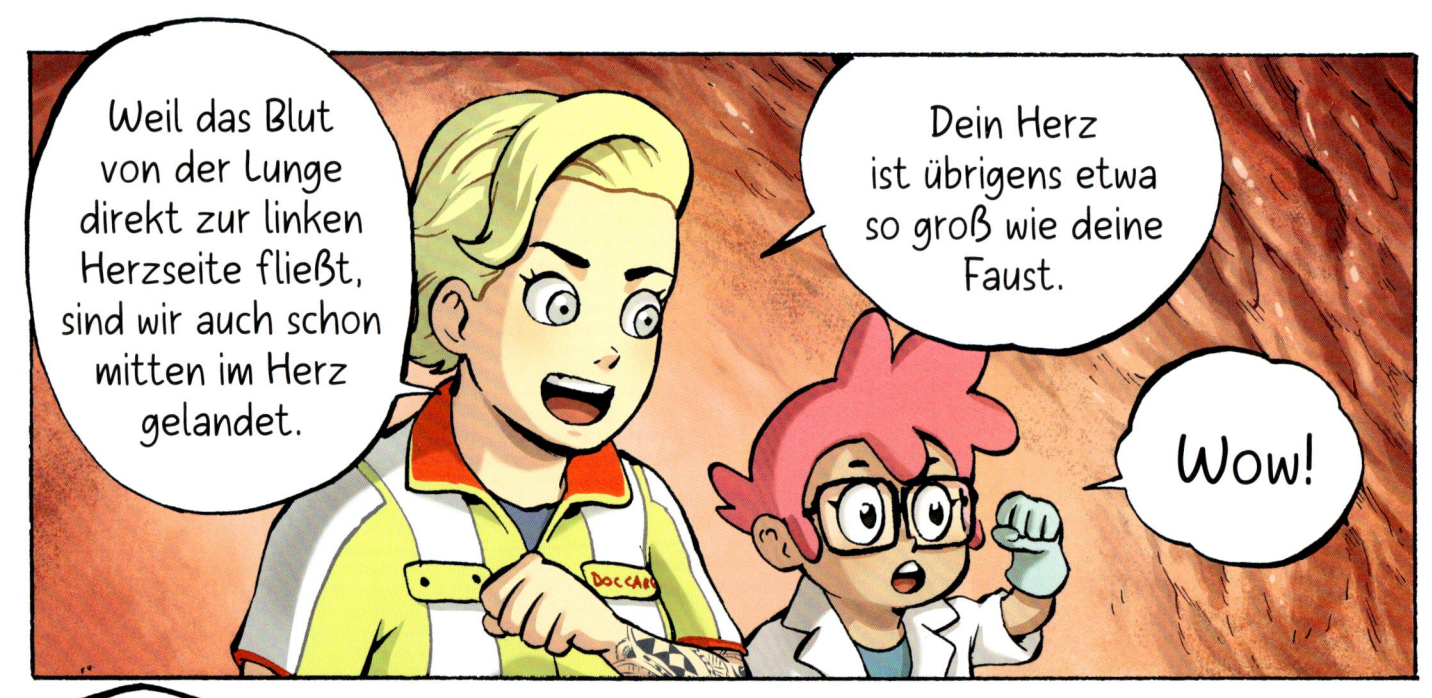

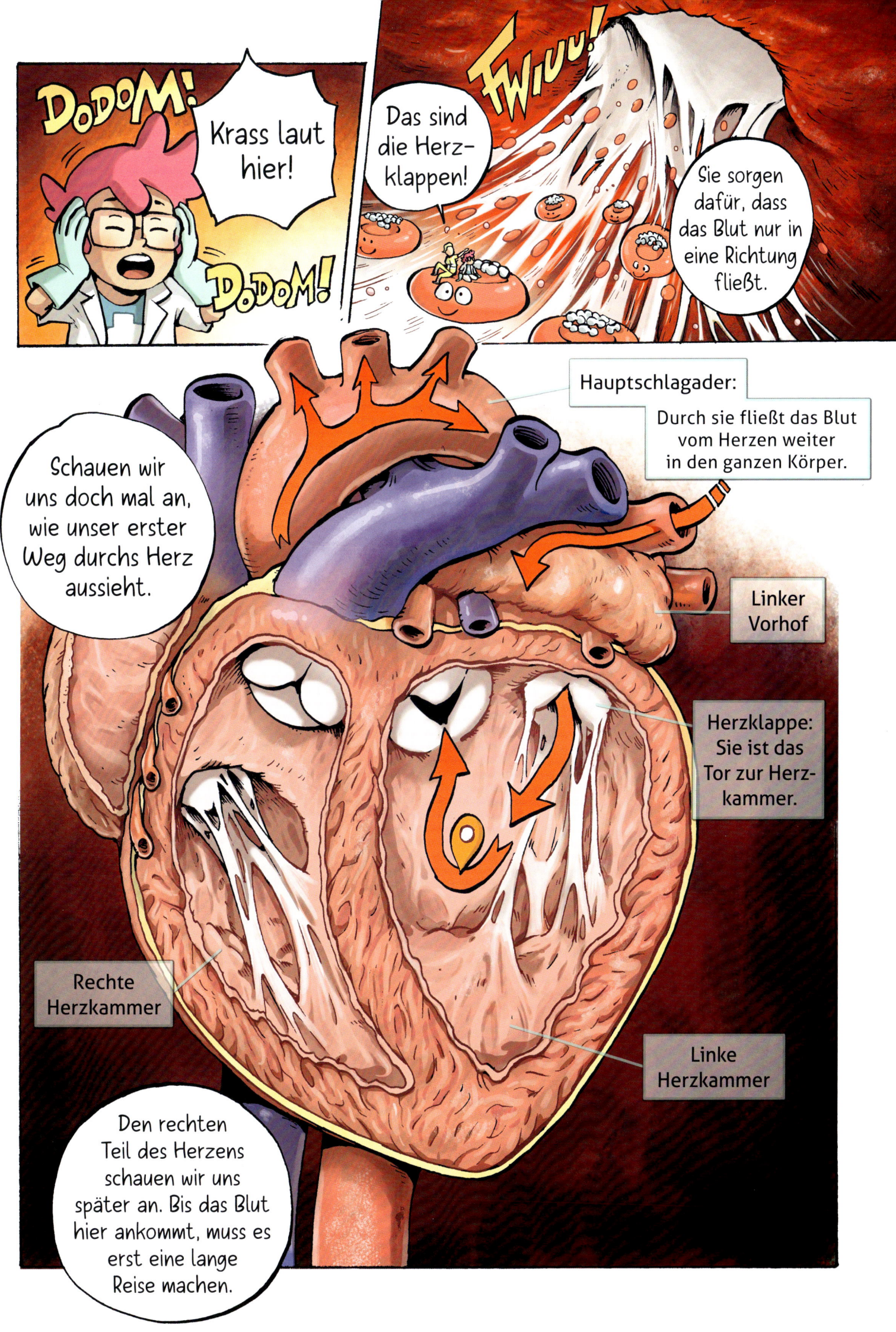

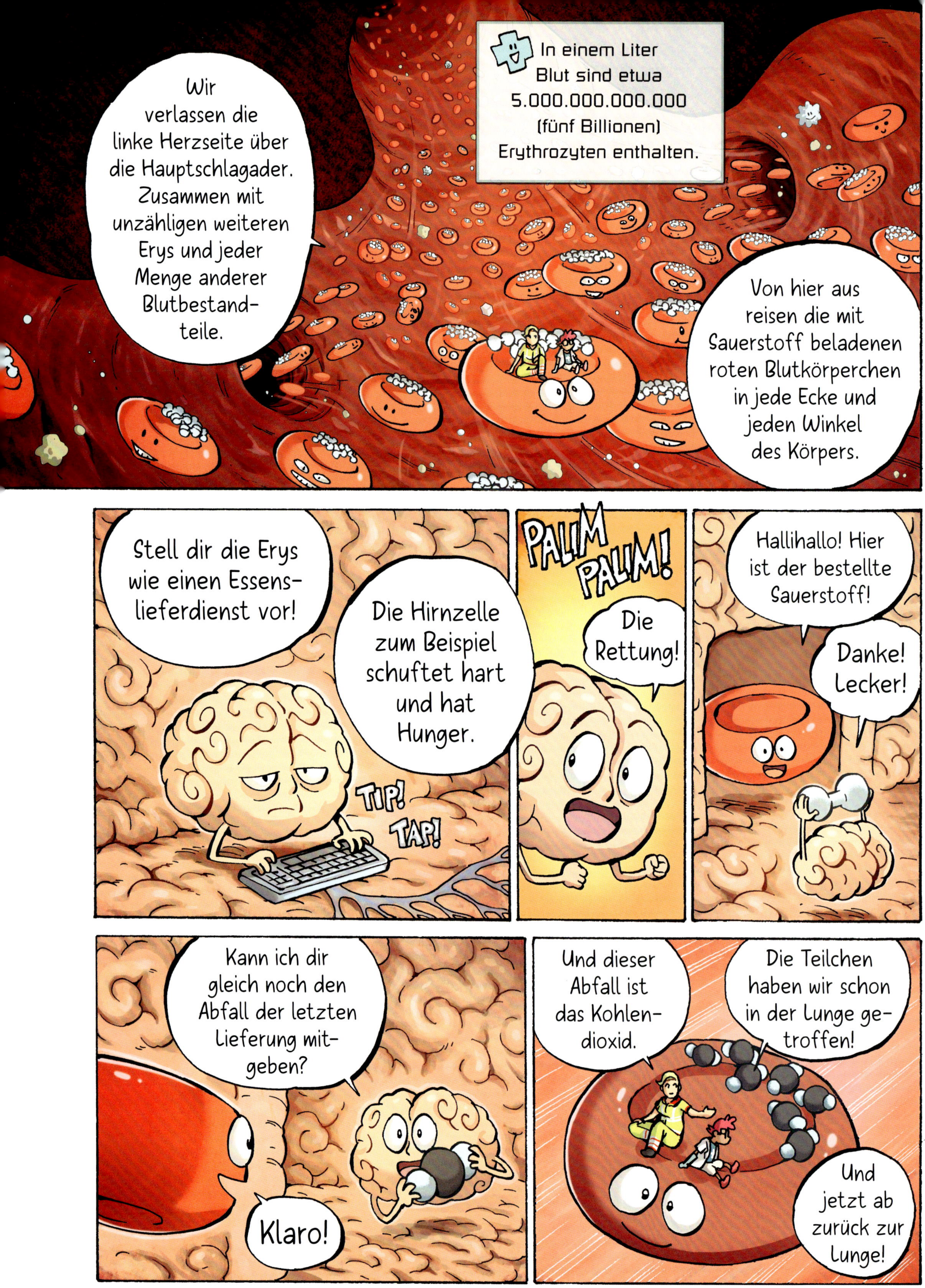

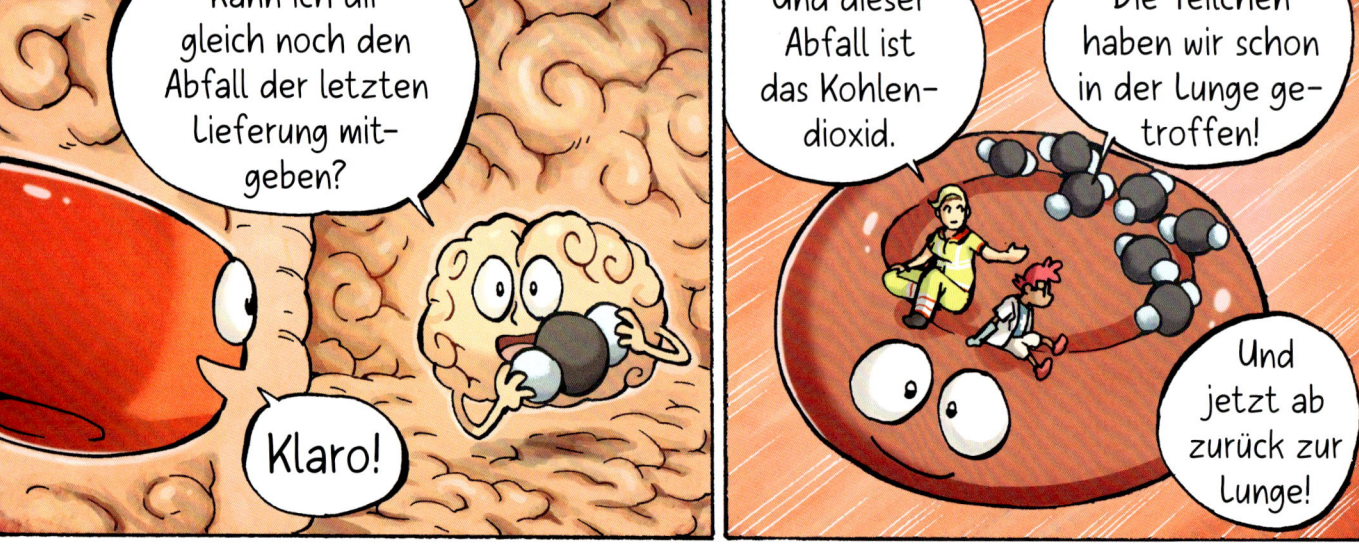

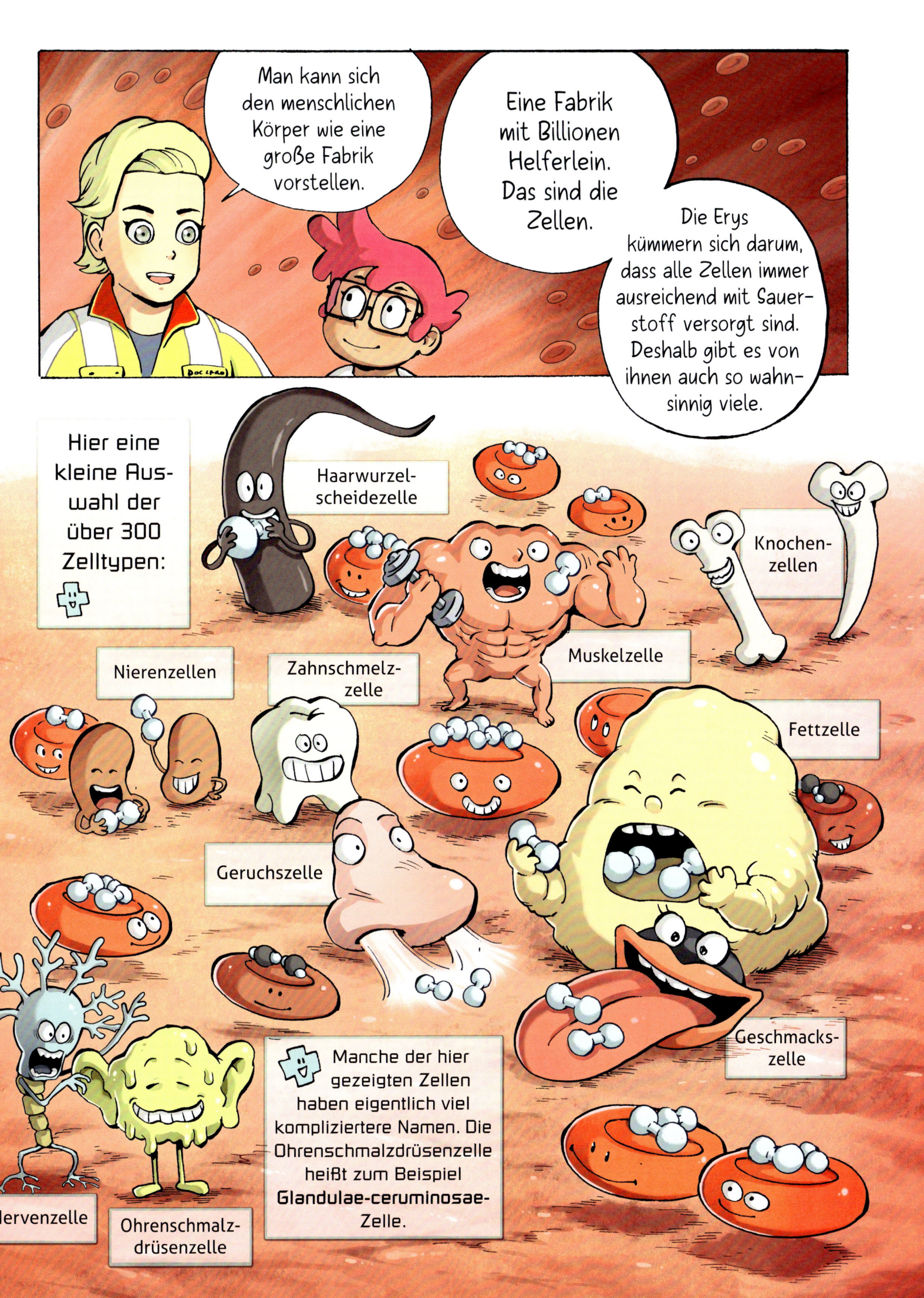

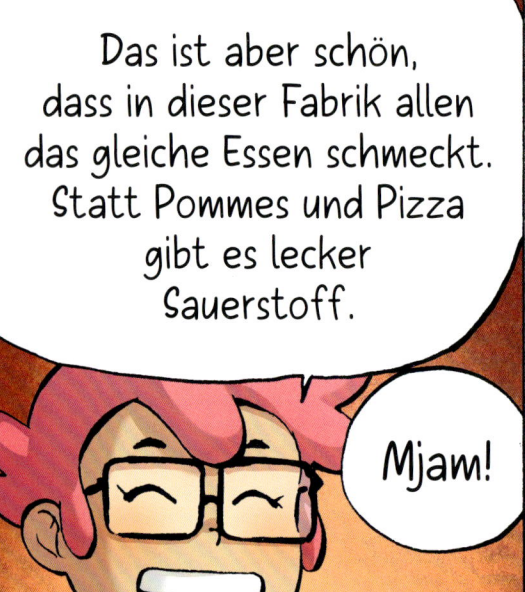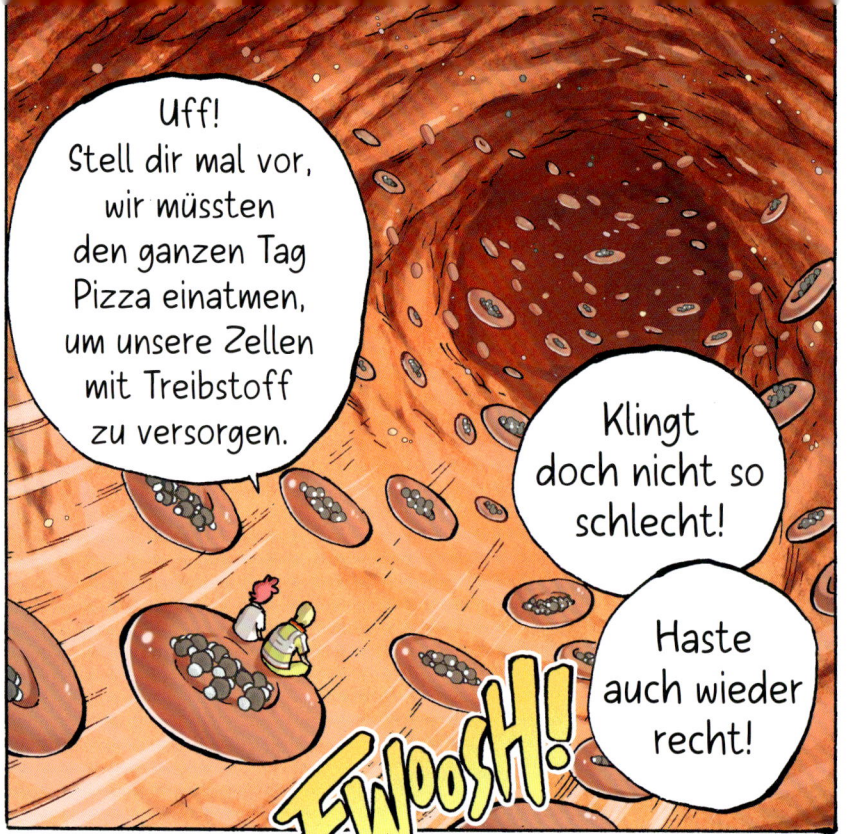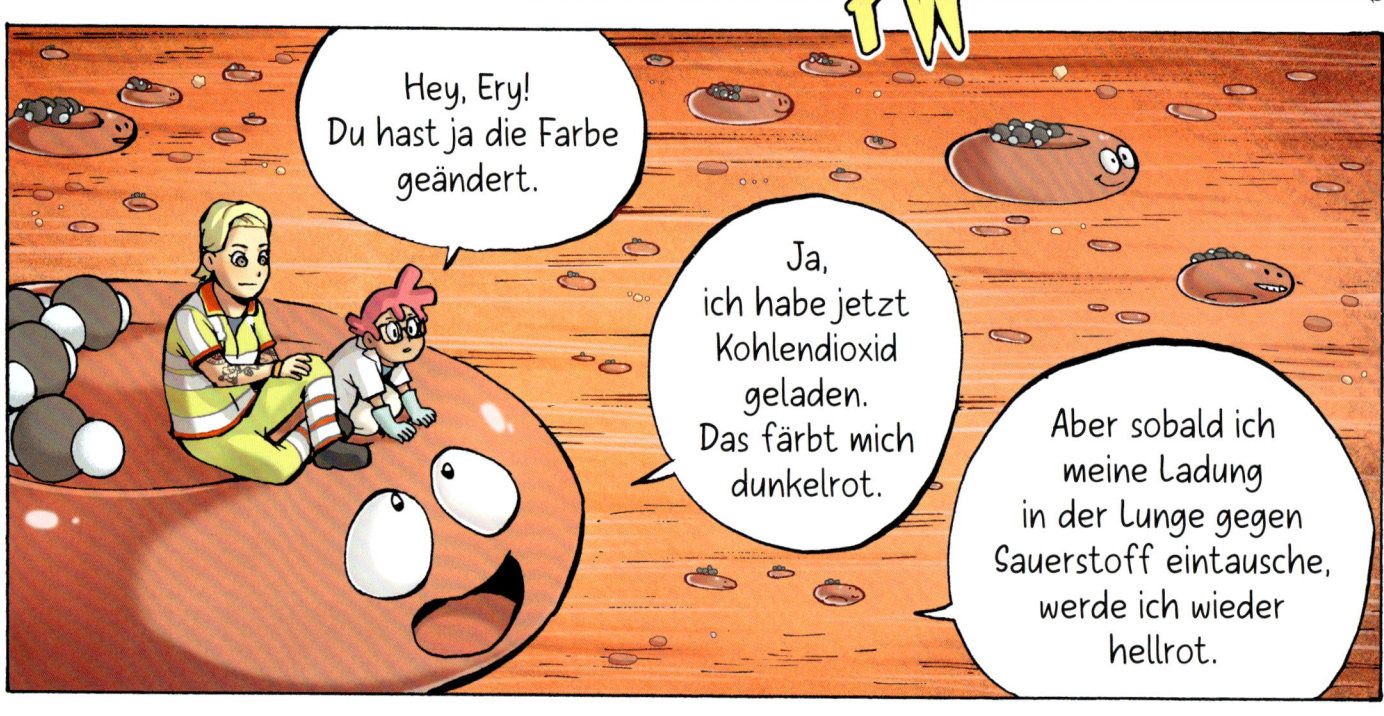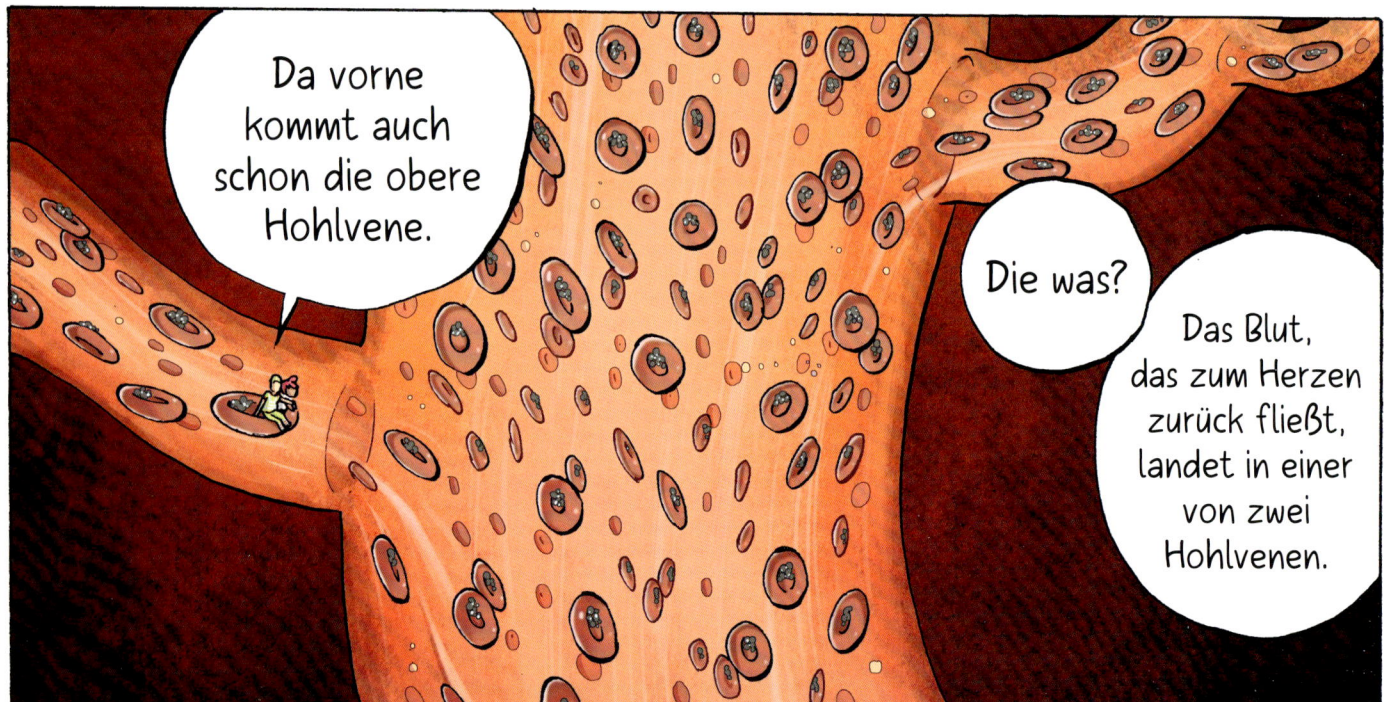

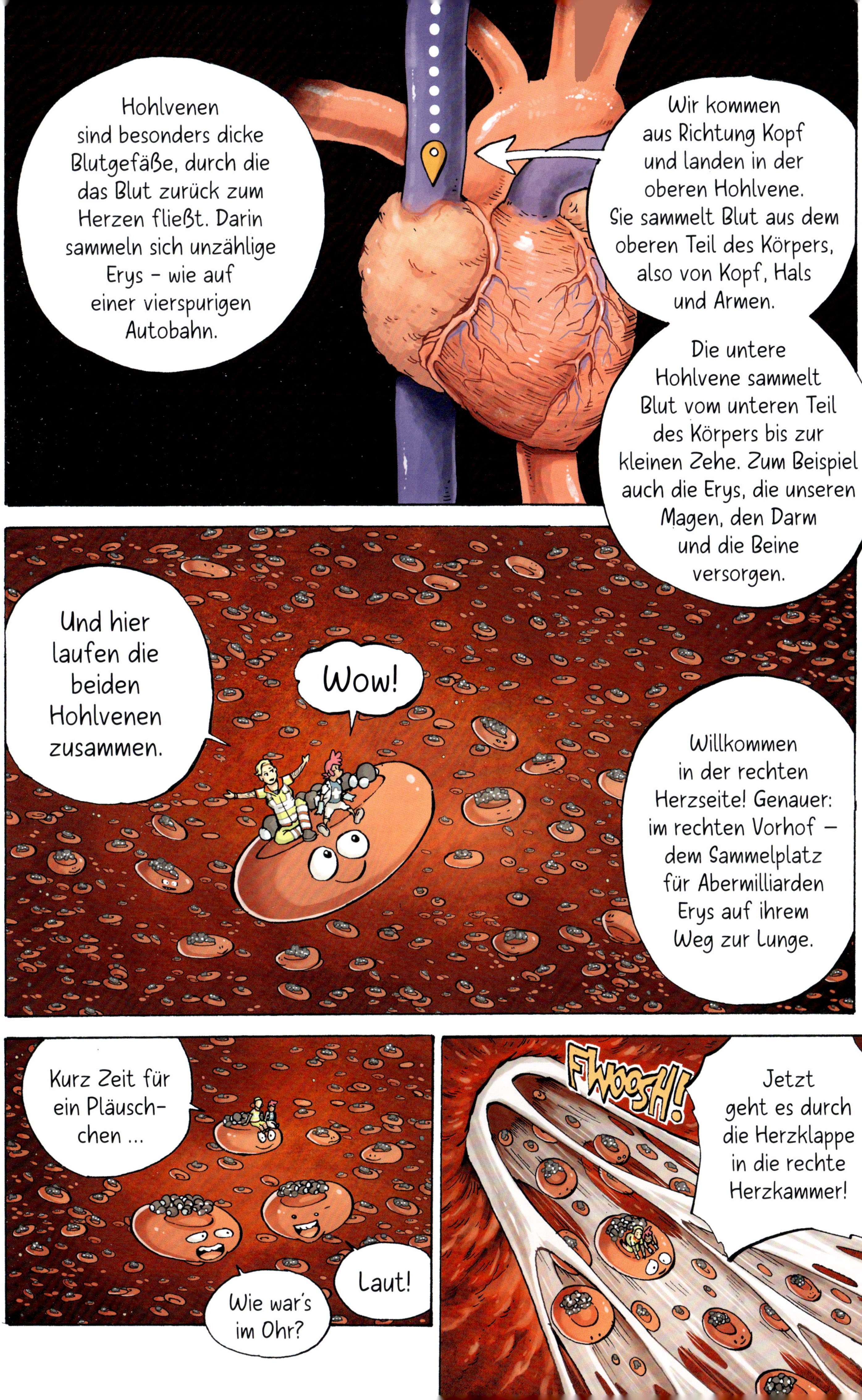

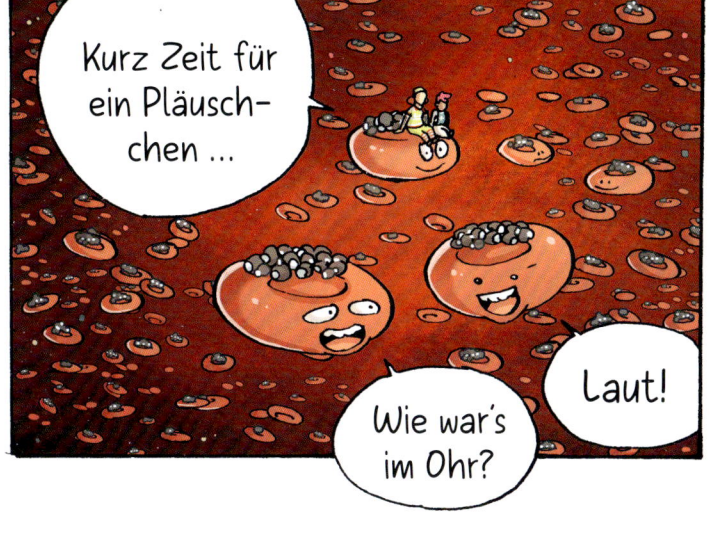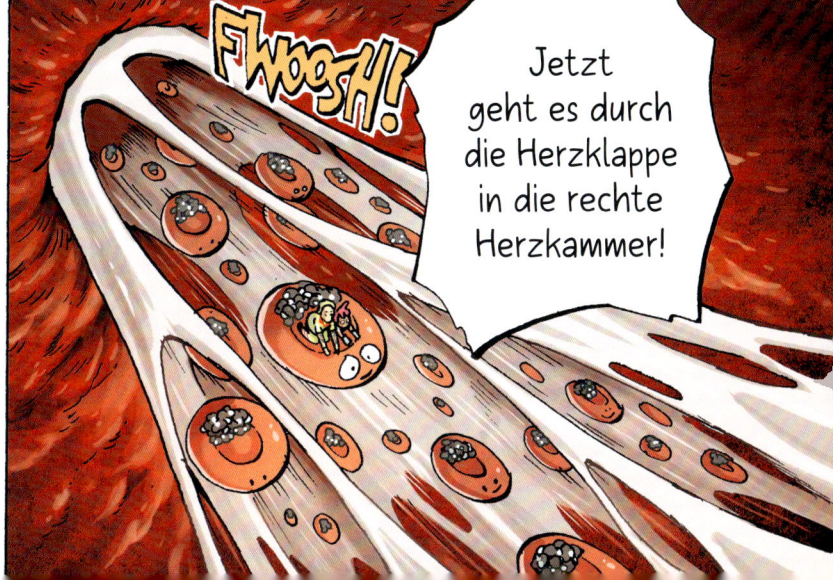

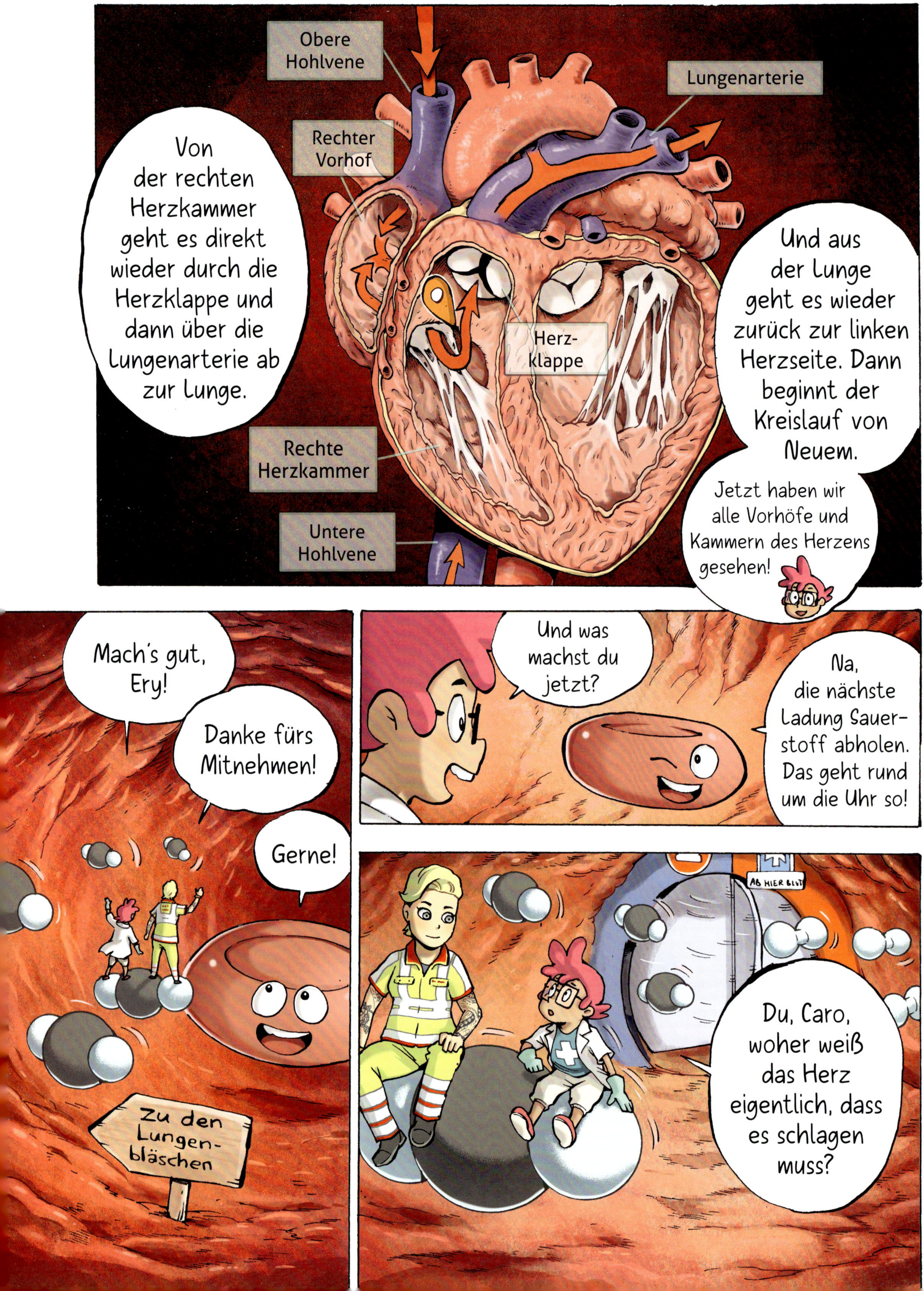

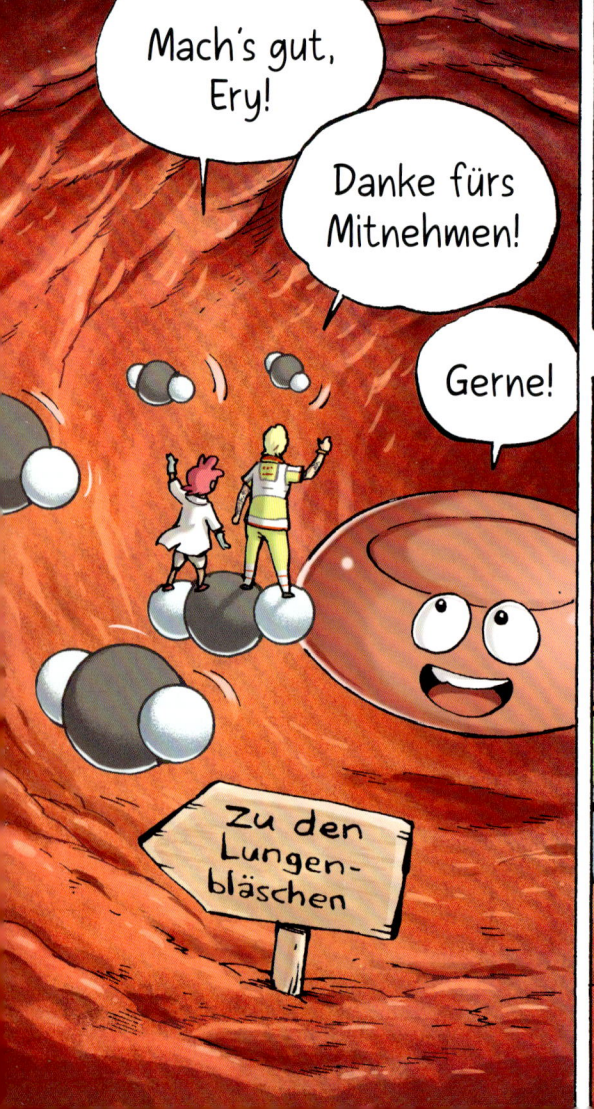
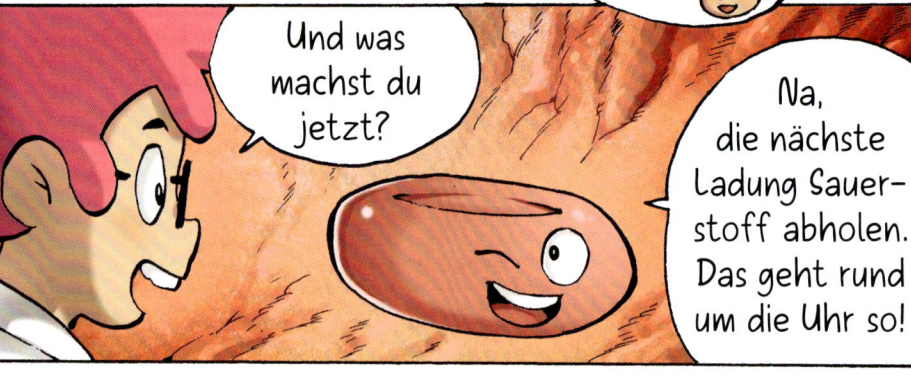
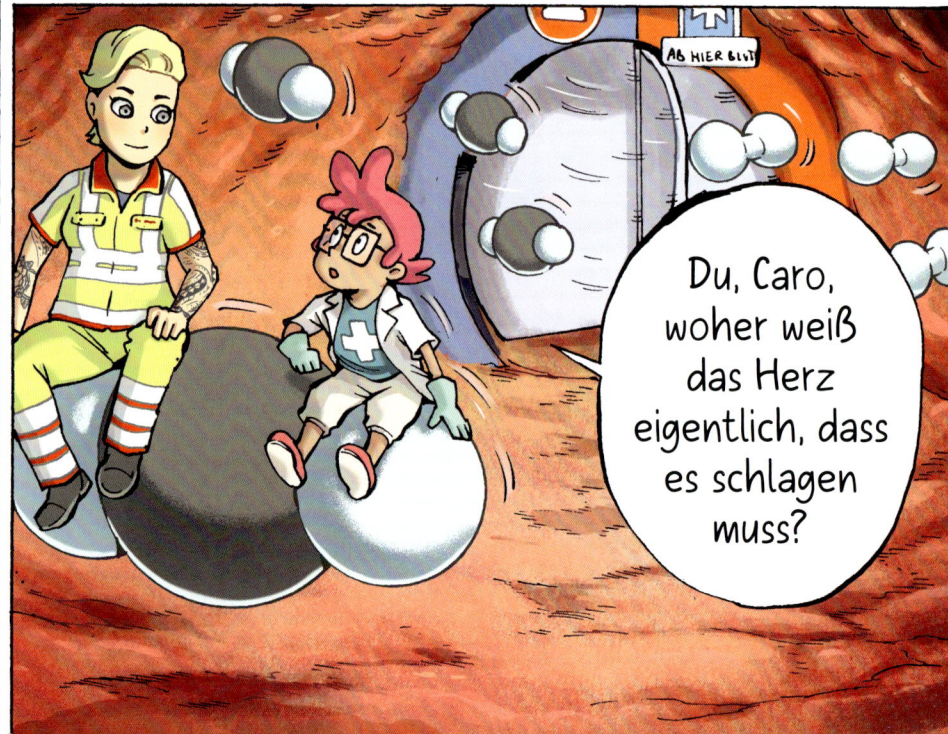

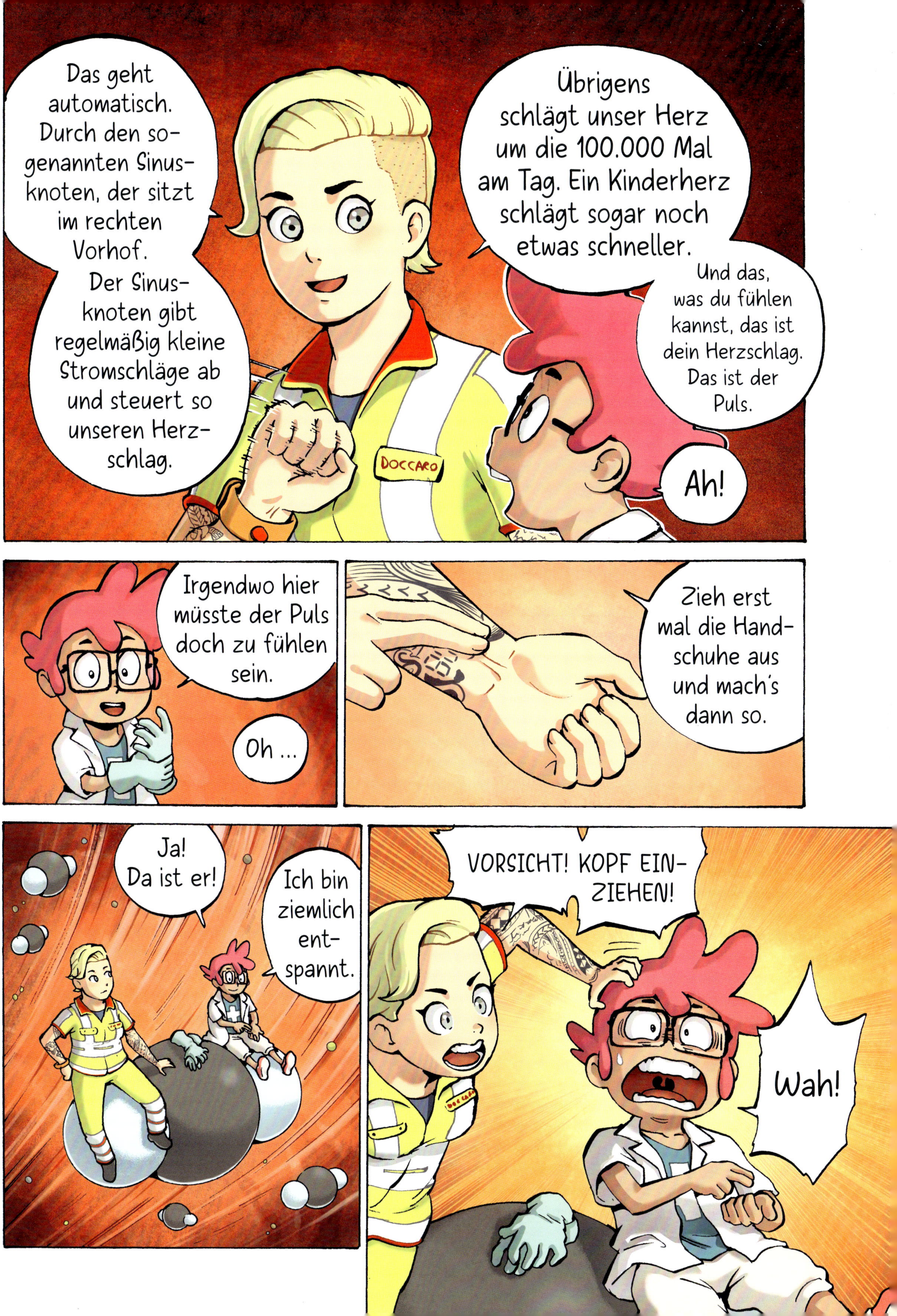

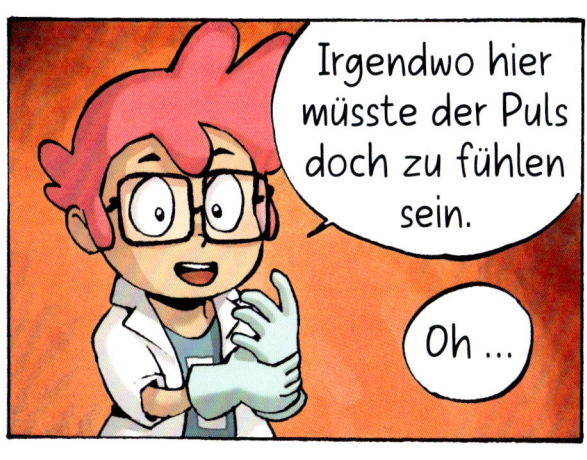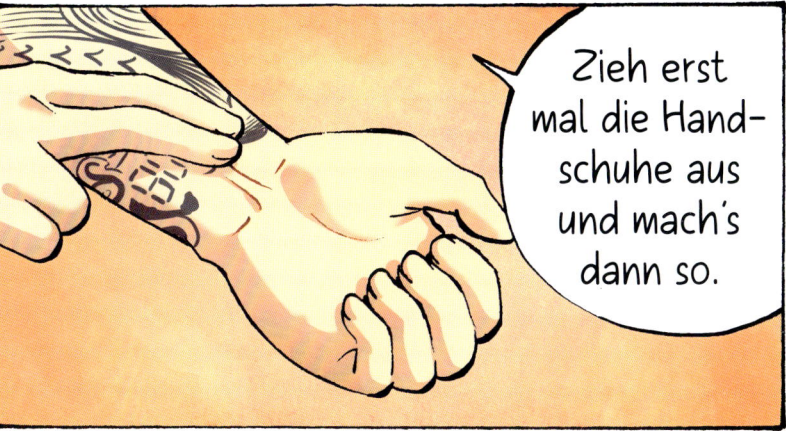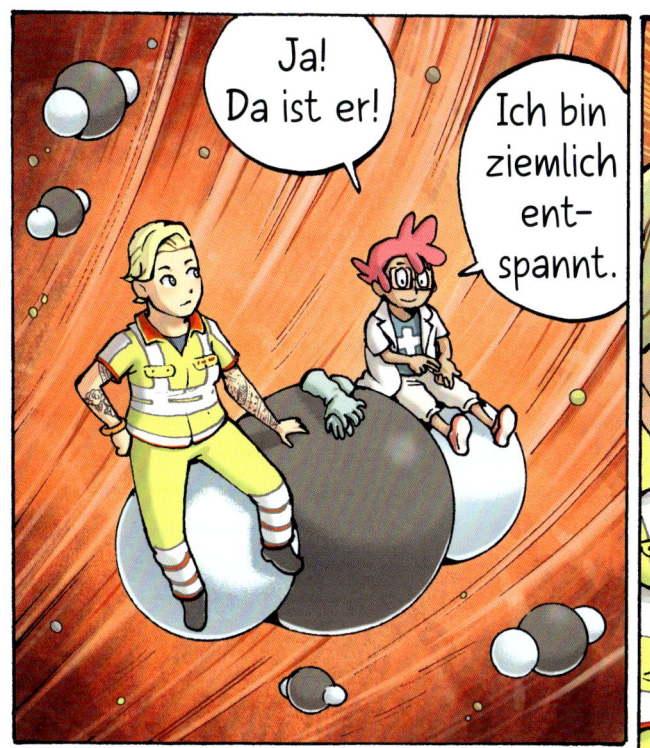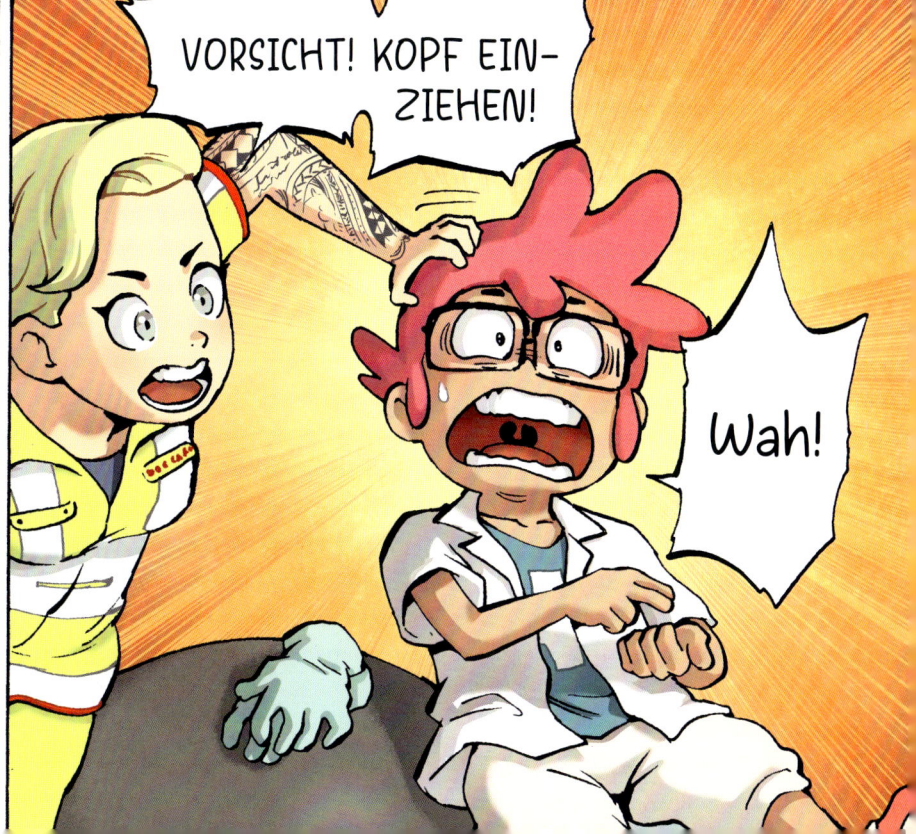

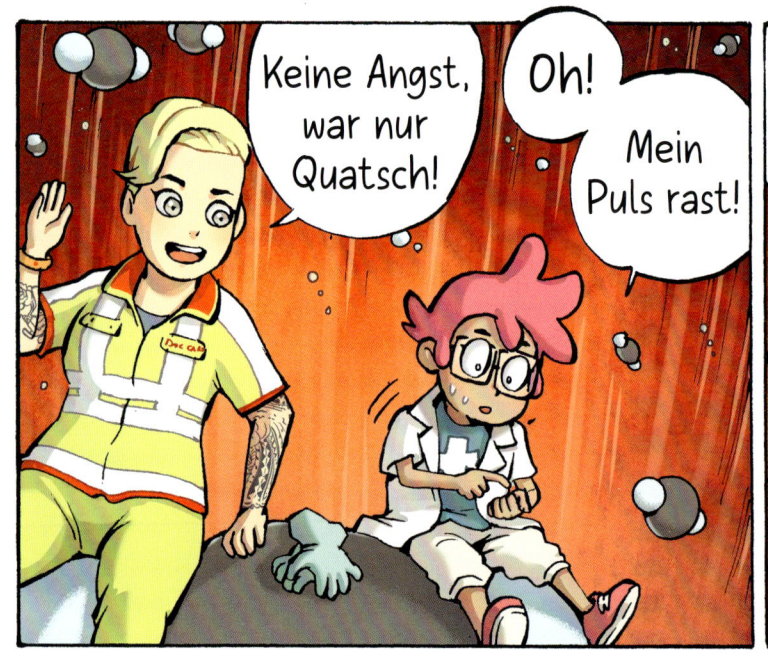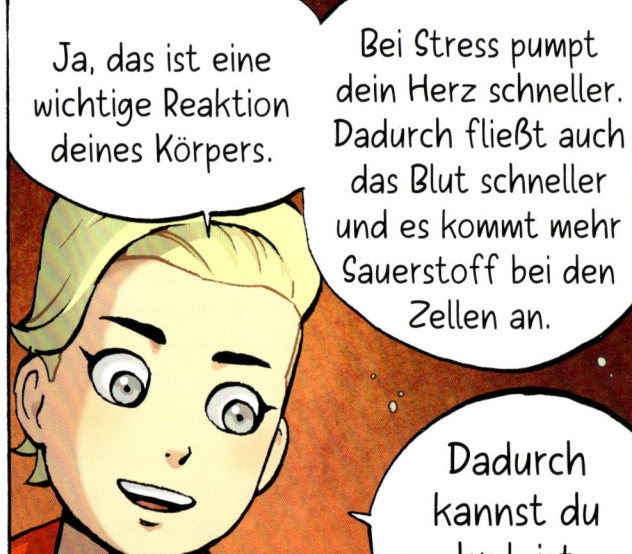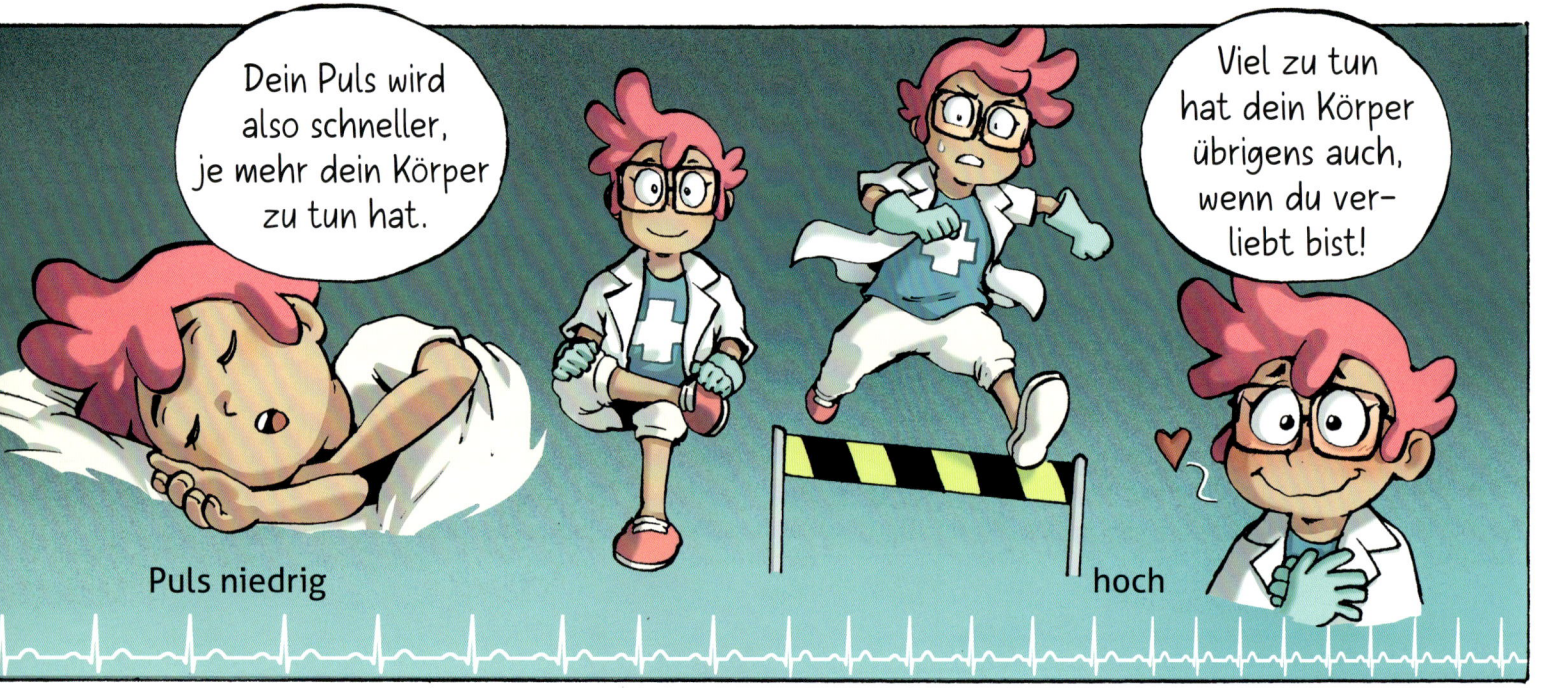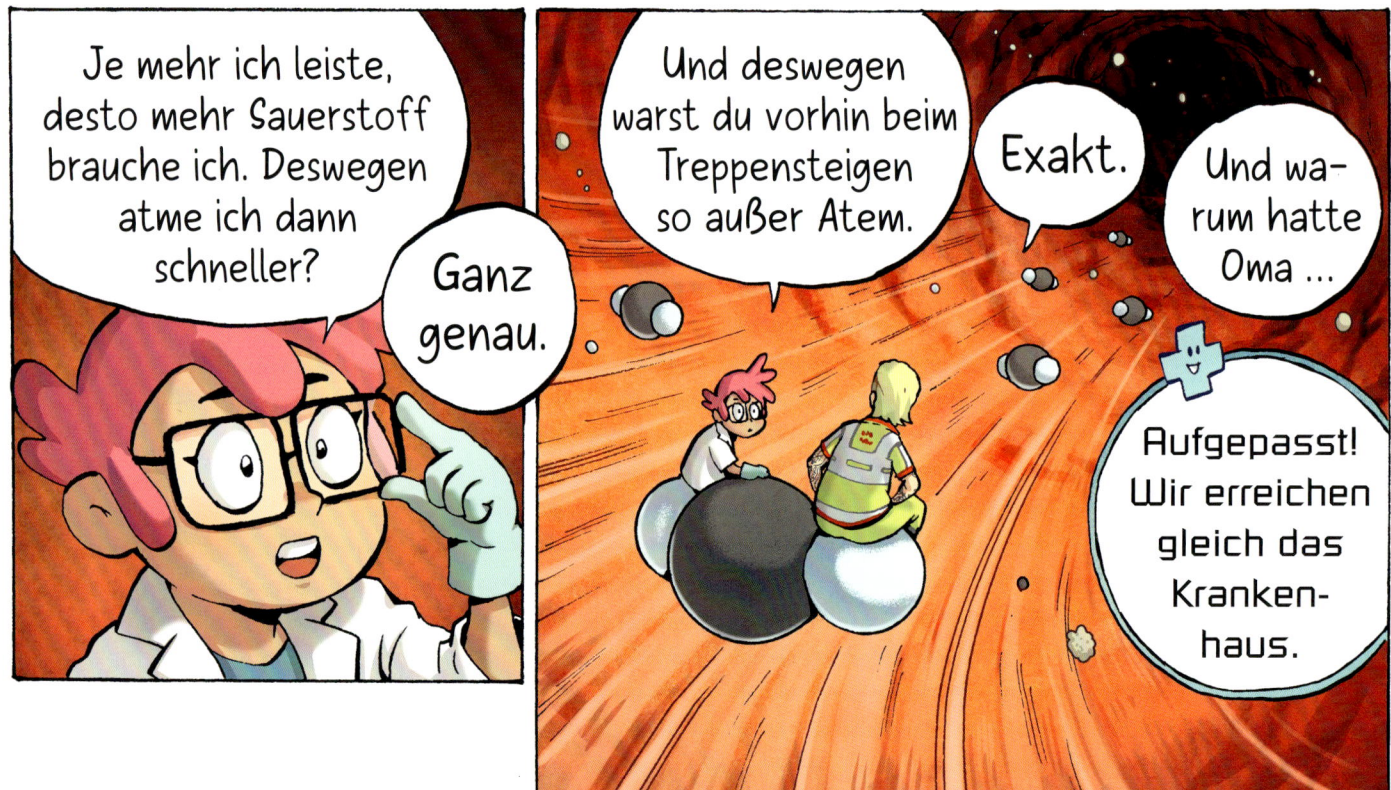

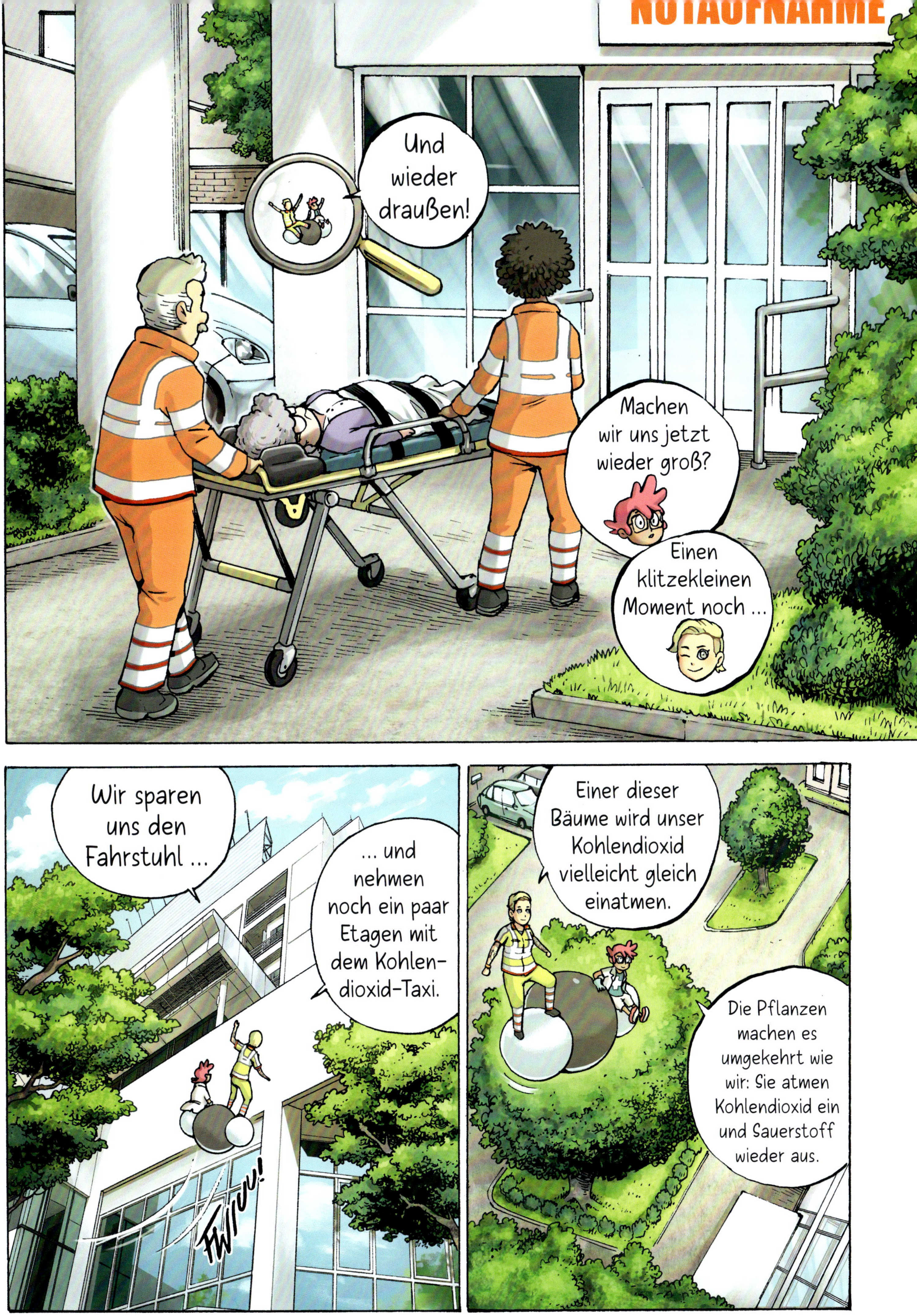

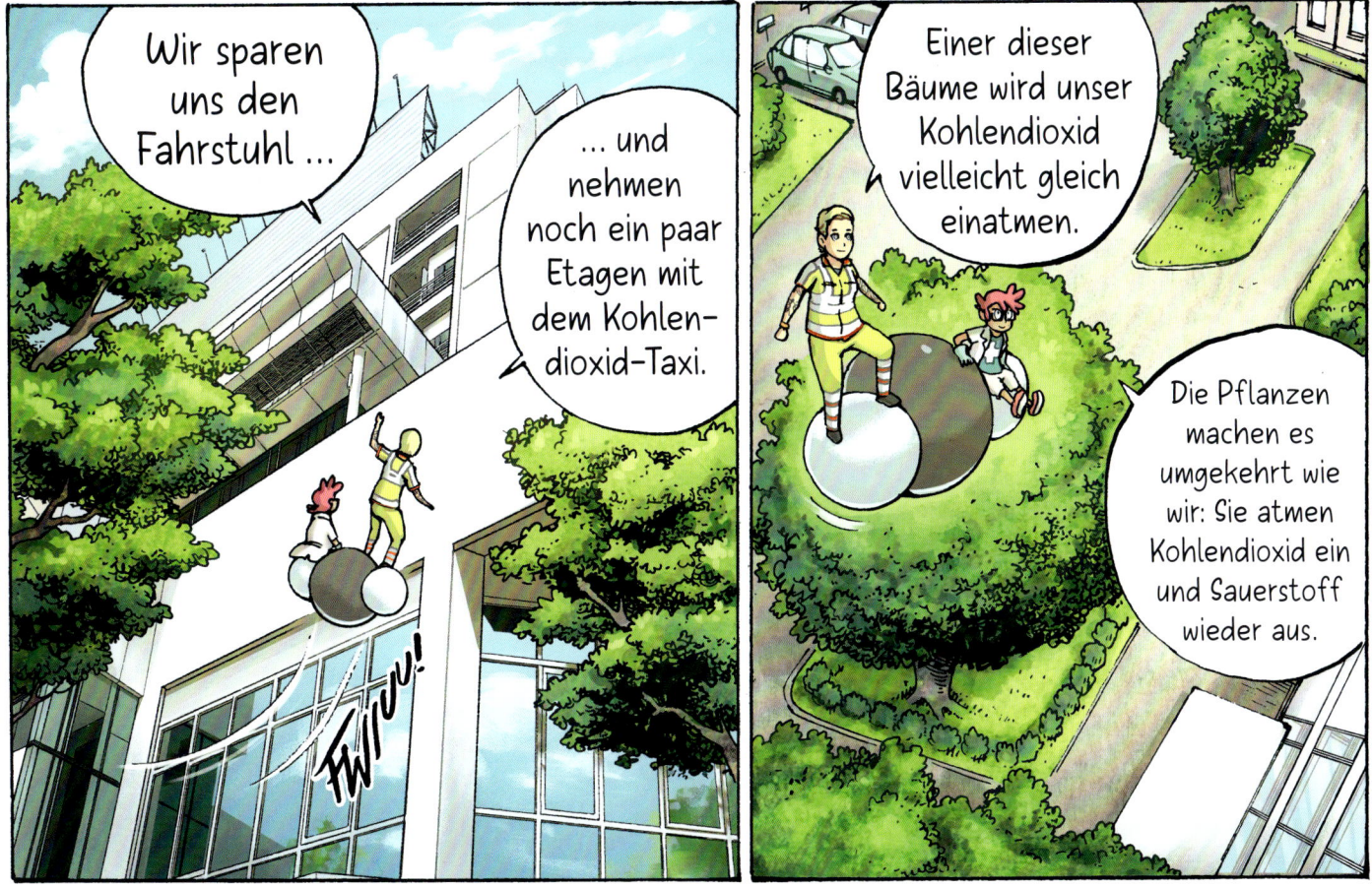

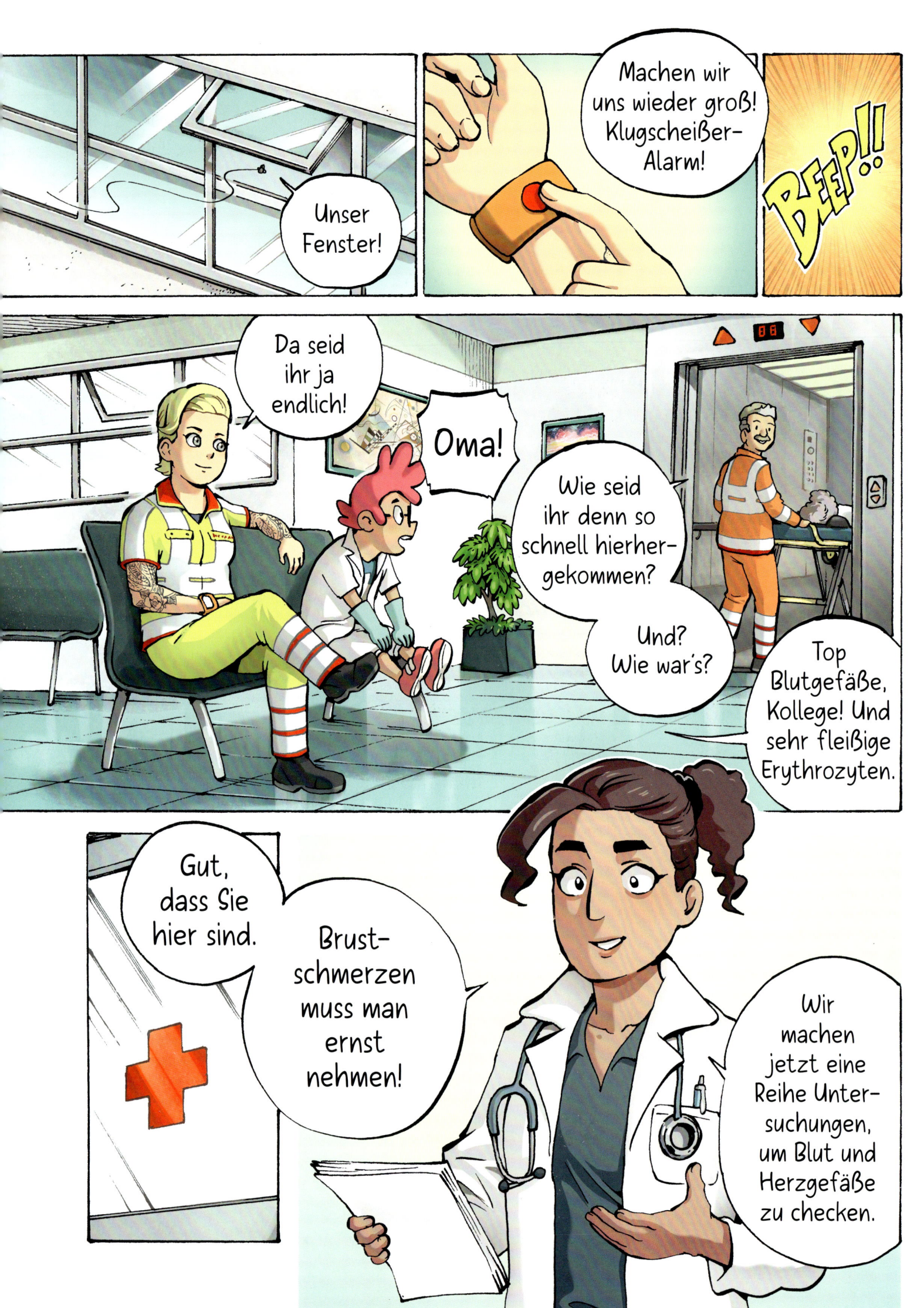

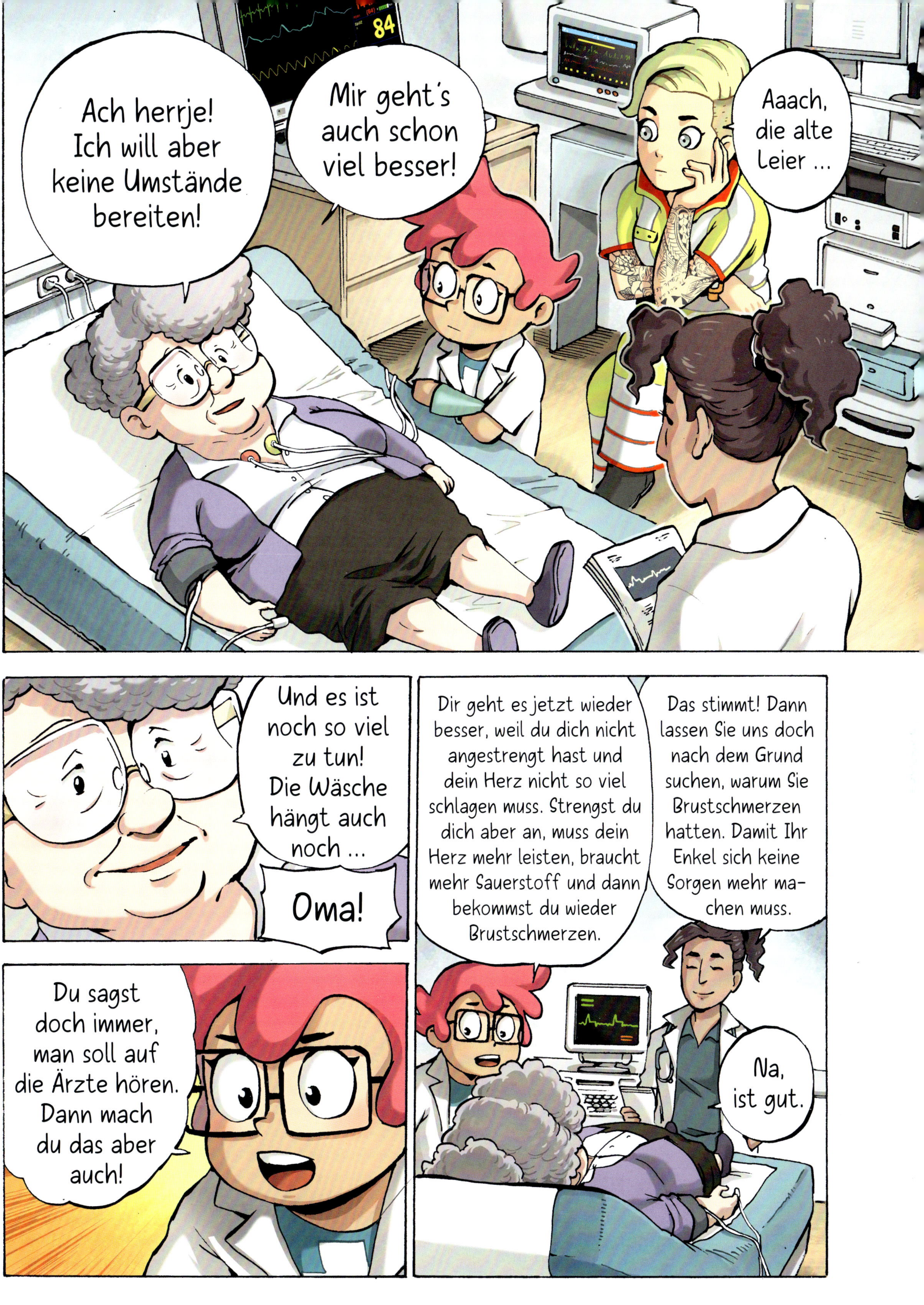

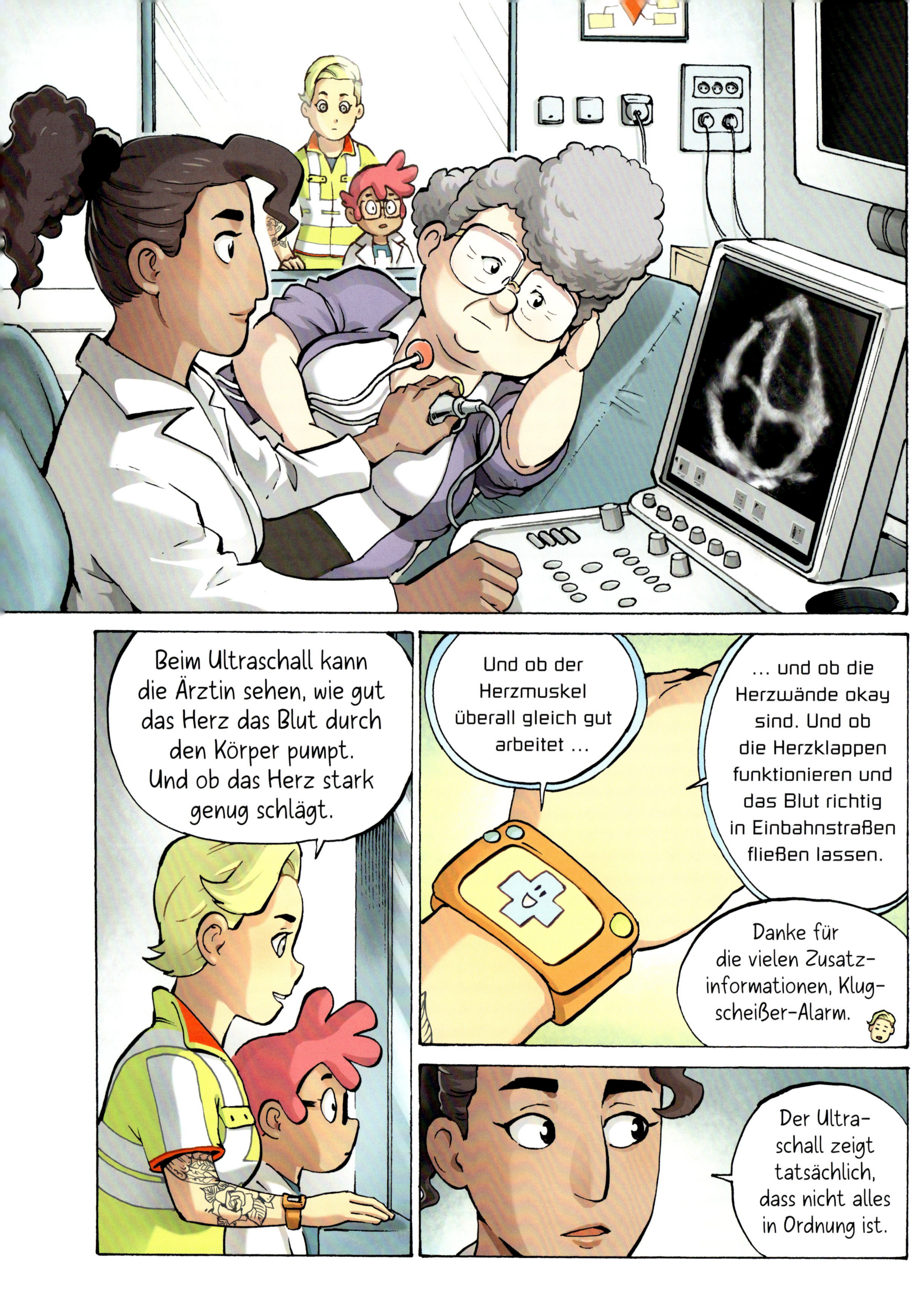

Beim Ultraschall kann die Ärztin sehen, wie gut das Herz das Blut durch den Körper pumpt. Und ob das Herz stark genug schlägt.

Und ob der Herzmuskel überall gleich gut arbeitet …

… und ob die Herzwände okay sind. Und ob die Herzklappen funktionieren und das Blut richtig in Einbahnstraßen fließen lassen.

Danke für die vielen Zusatzinformationen, Klugscheißer-Alarm.

Der Ultraschall zeigt tatsächlich, dass nicht alles in Ordnung ist.

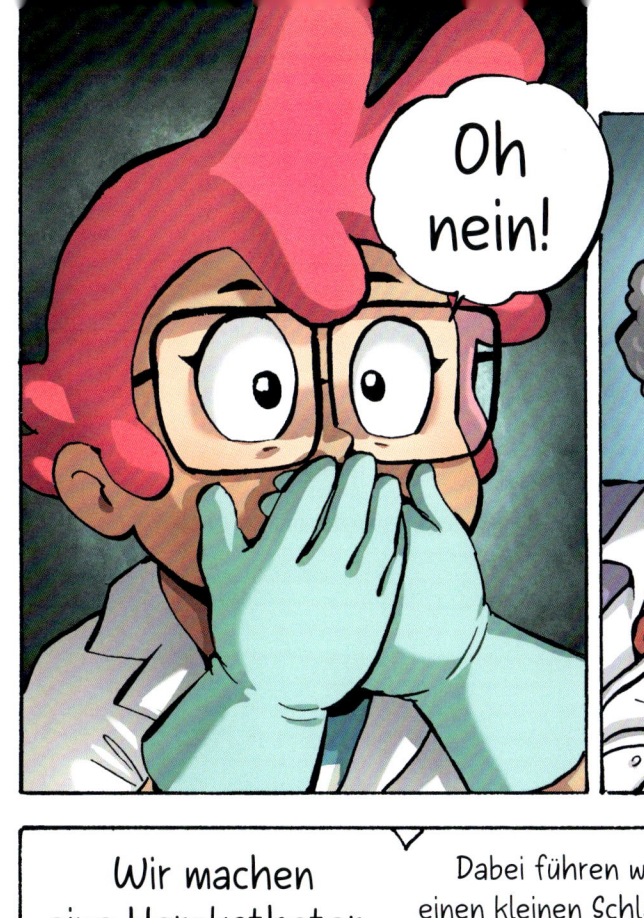
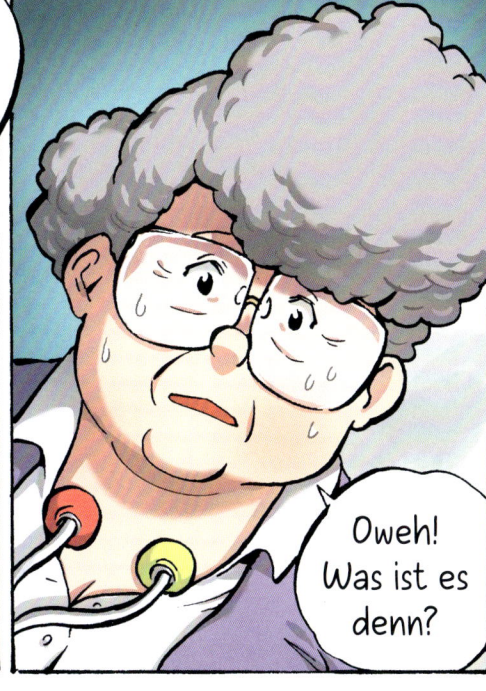
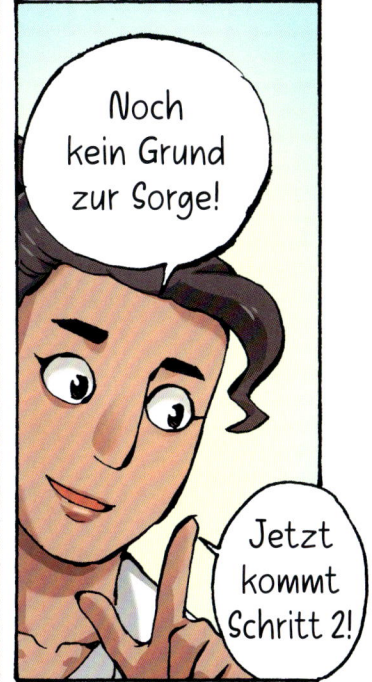
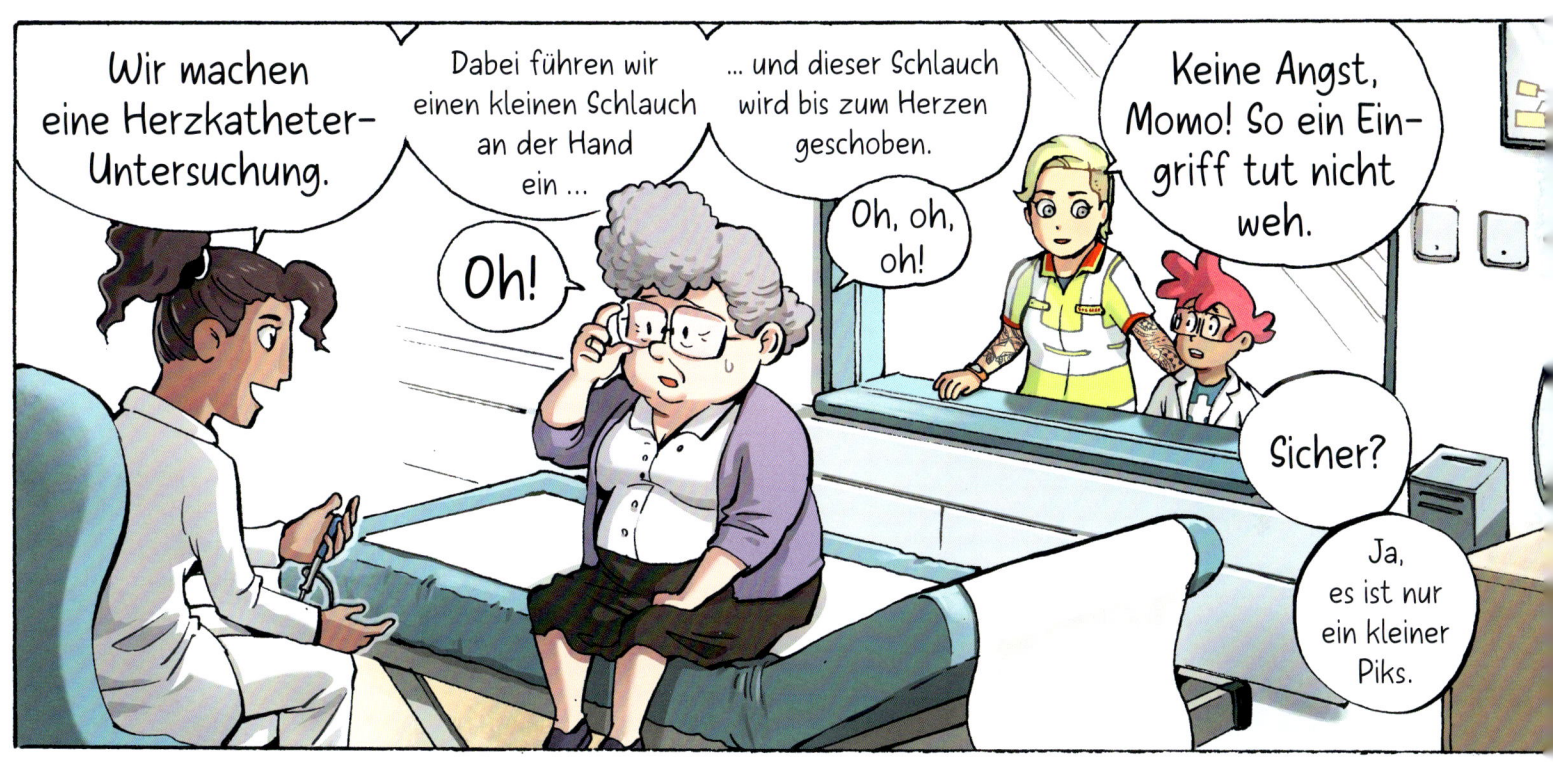
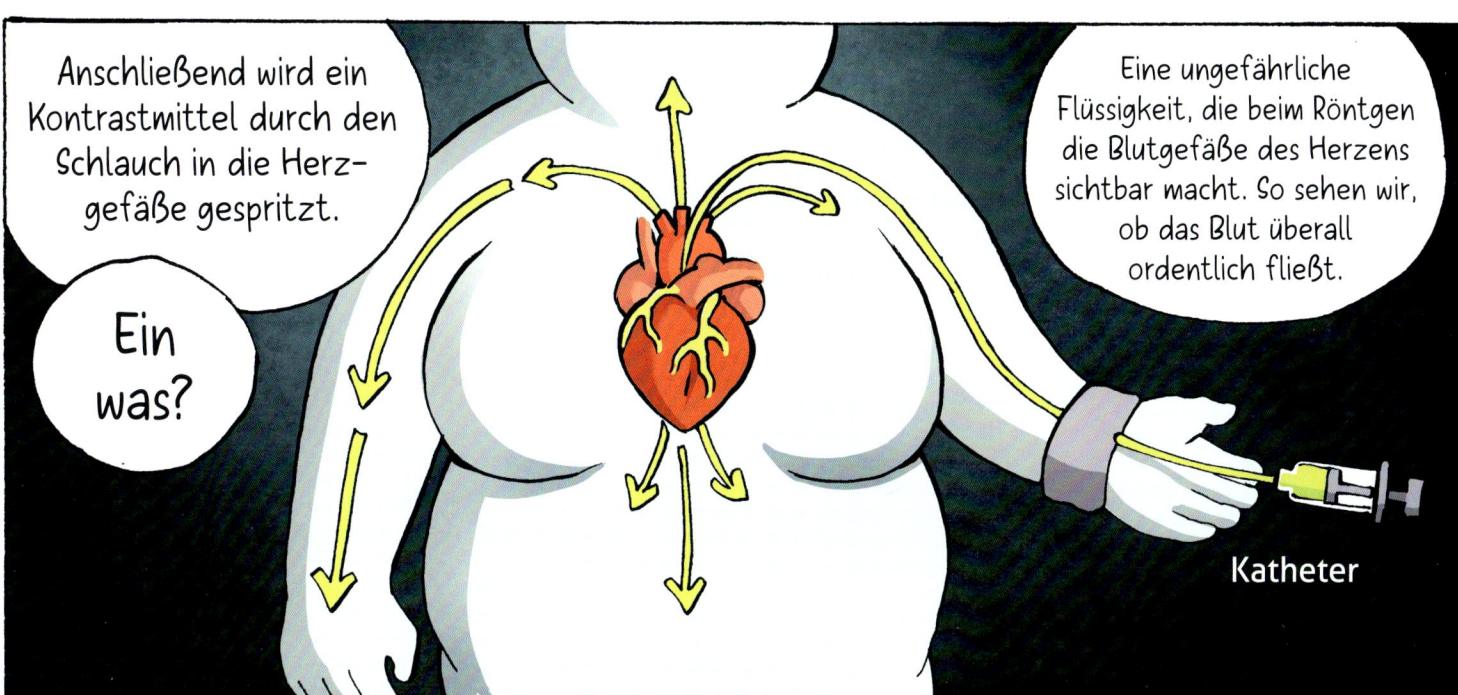

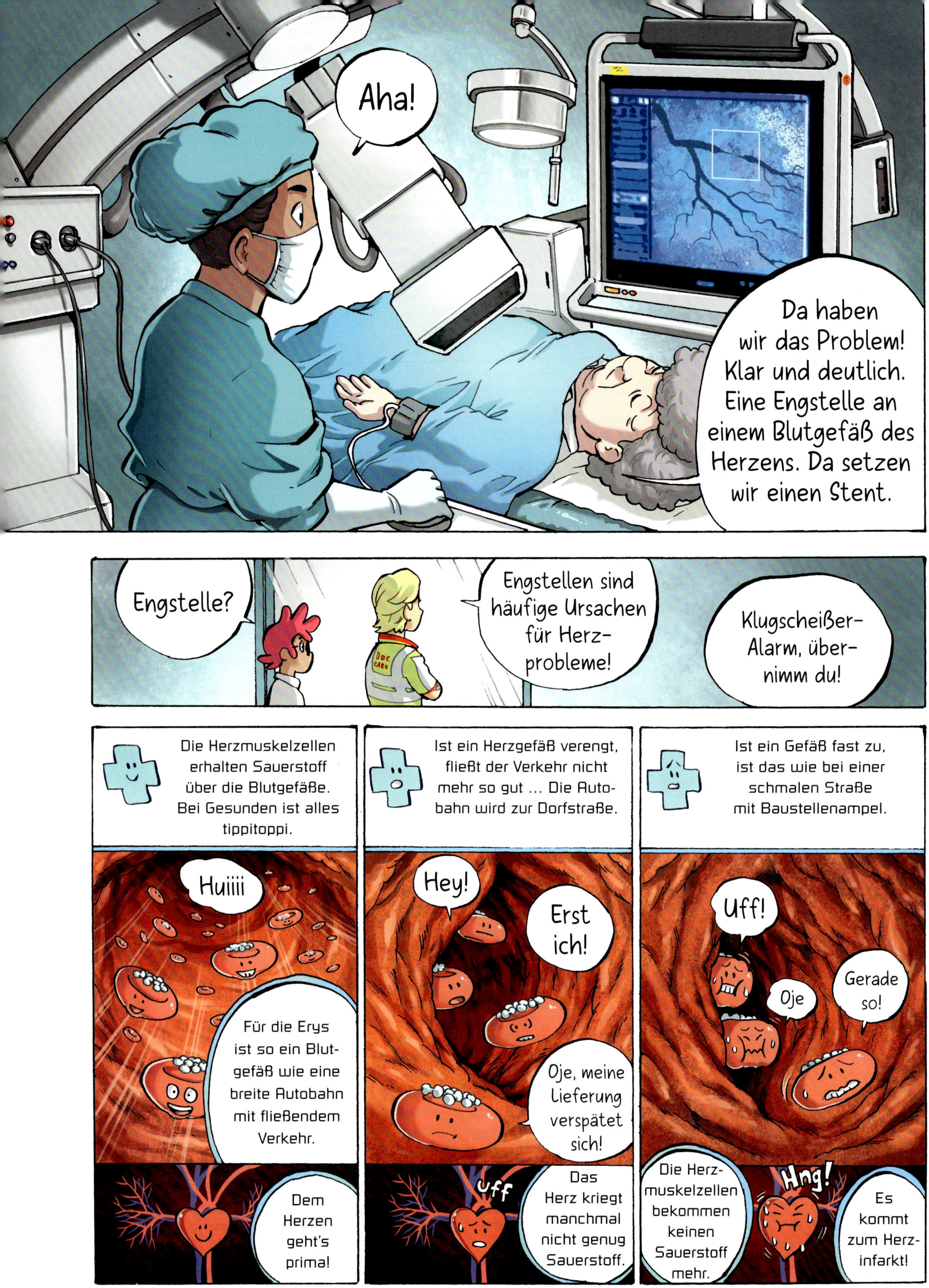

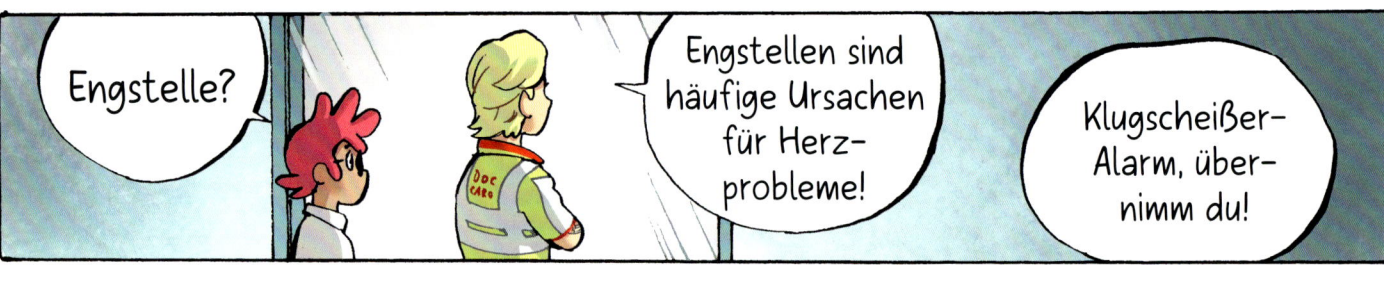

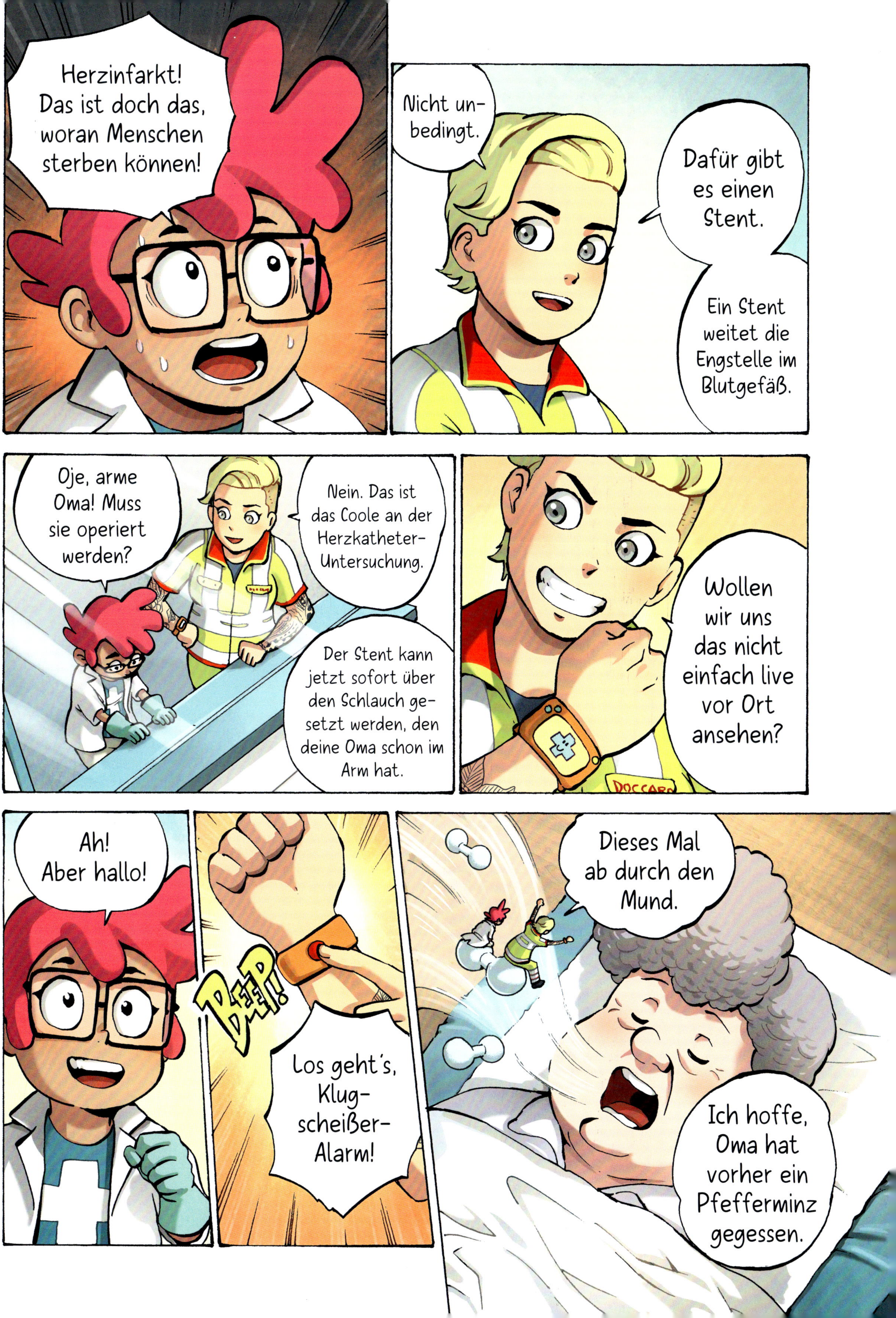

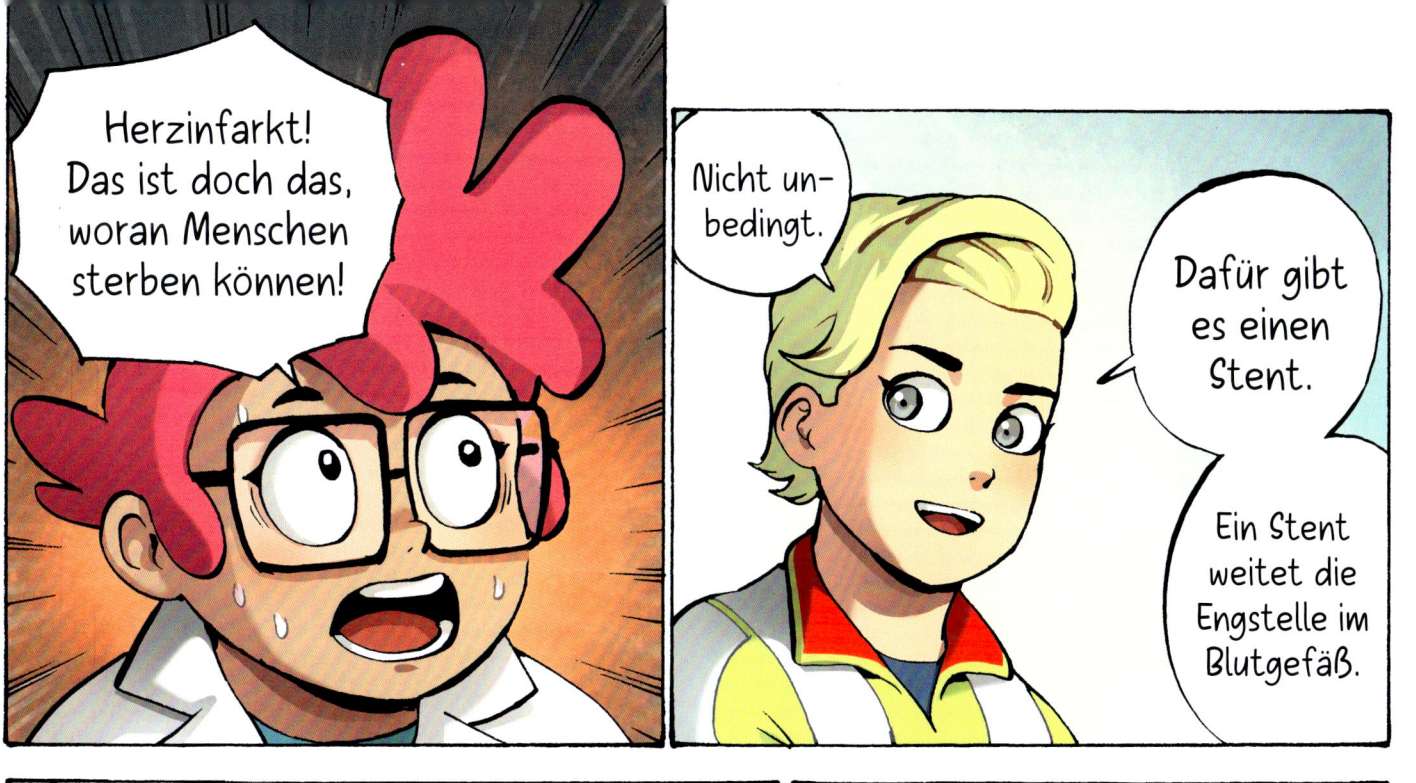
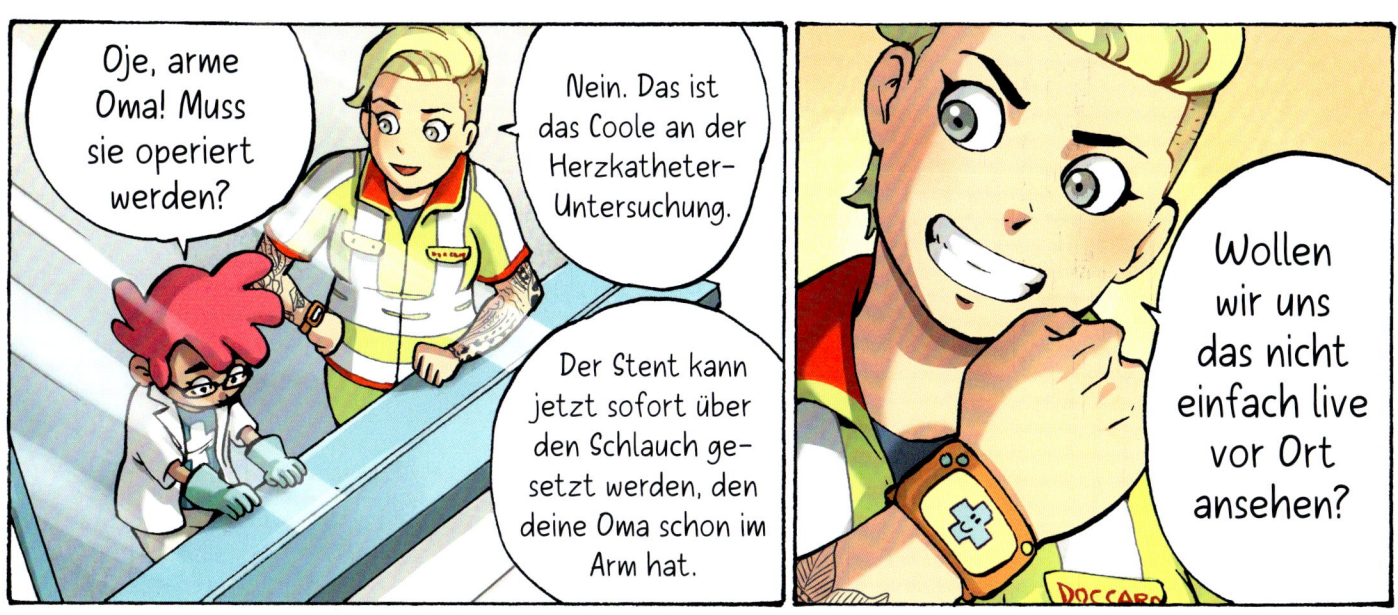

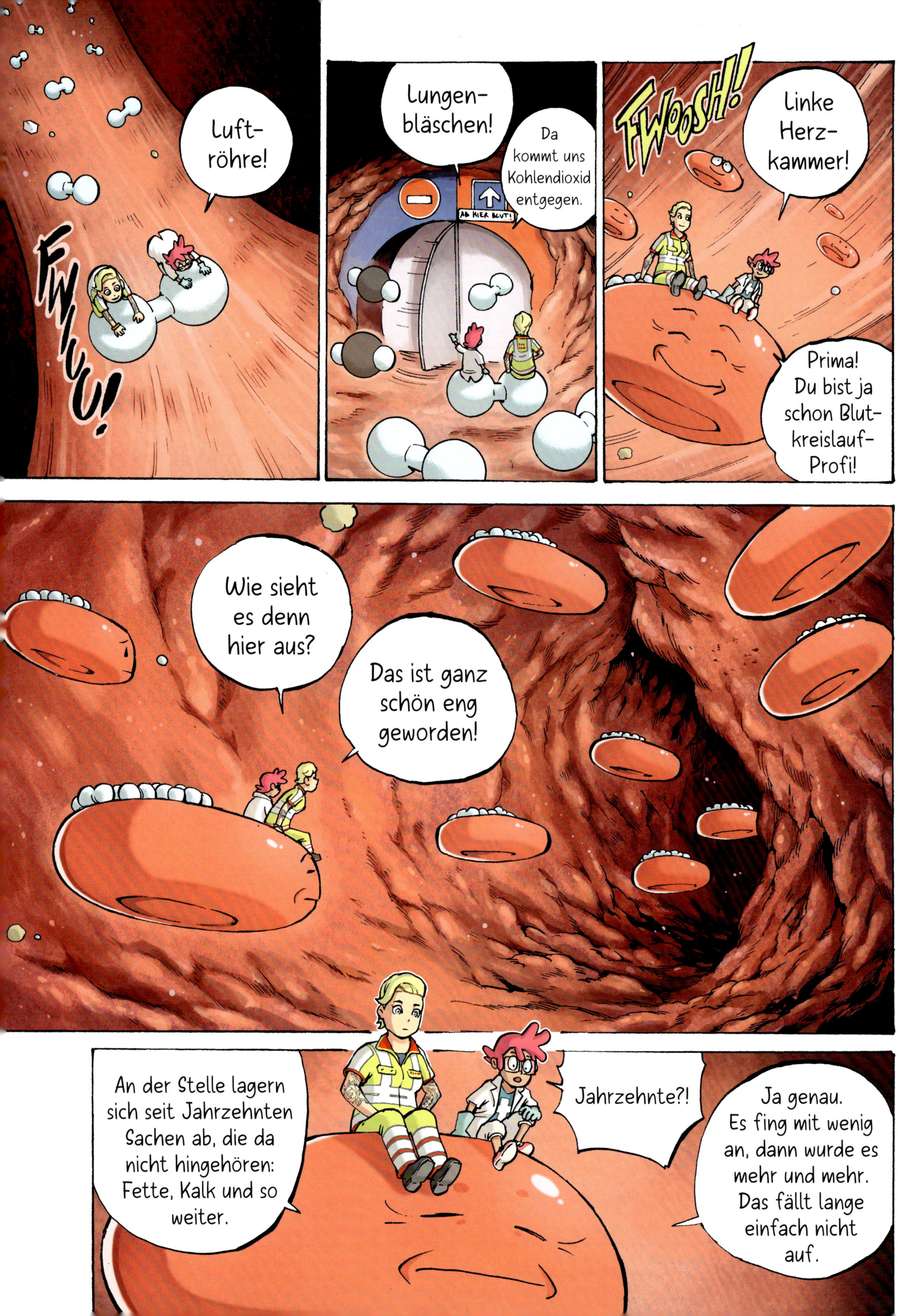

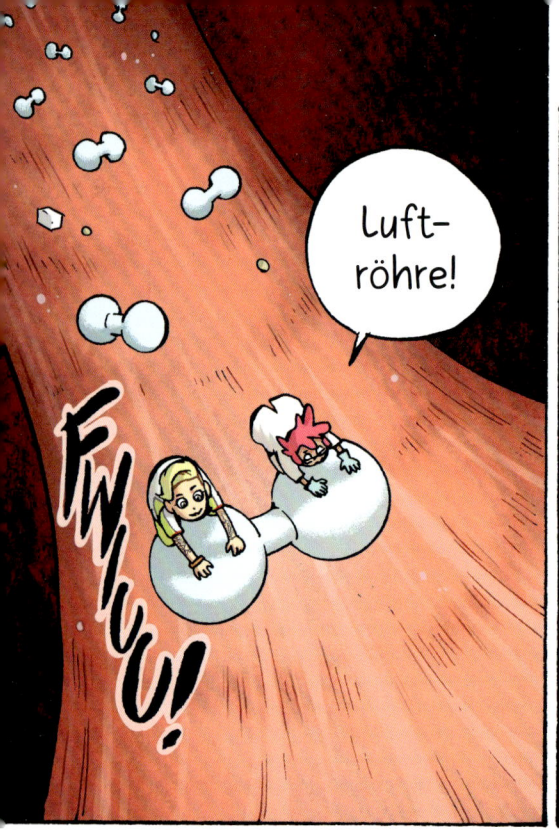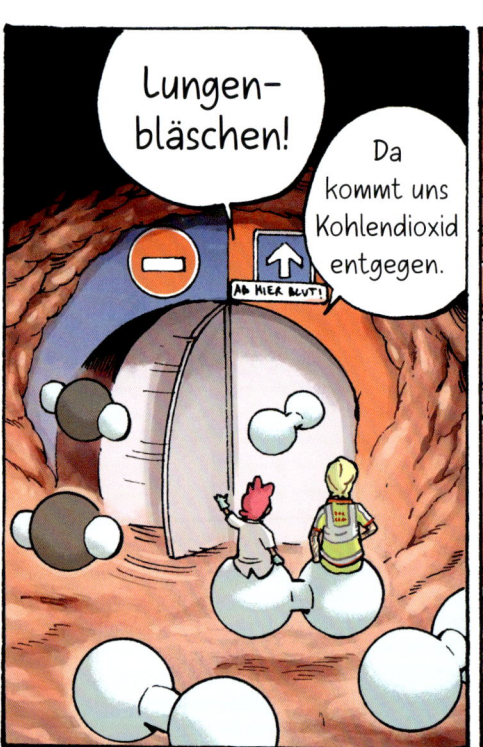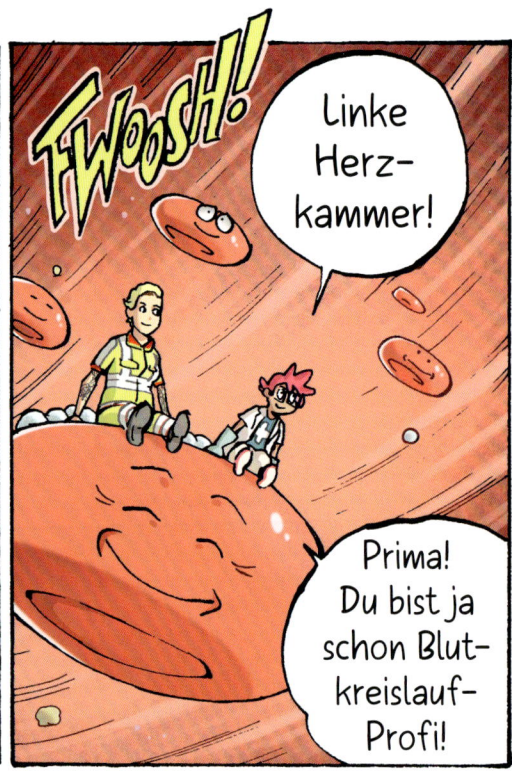

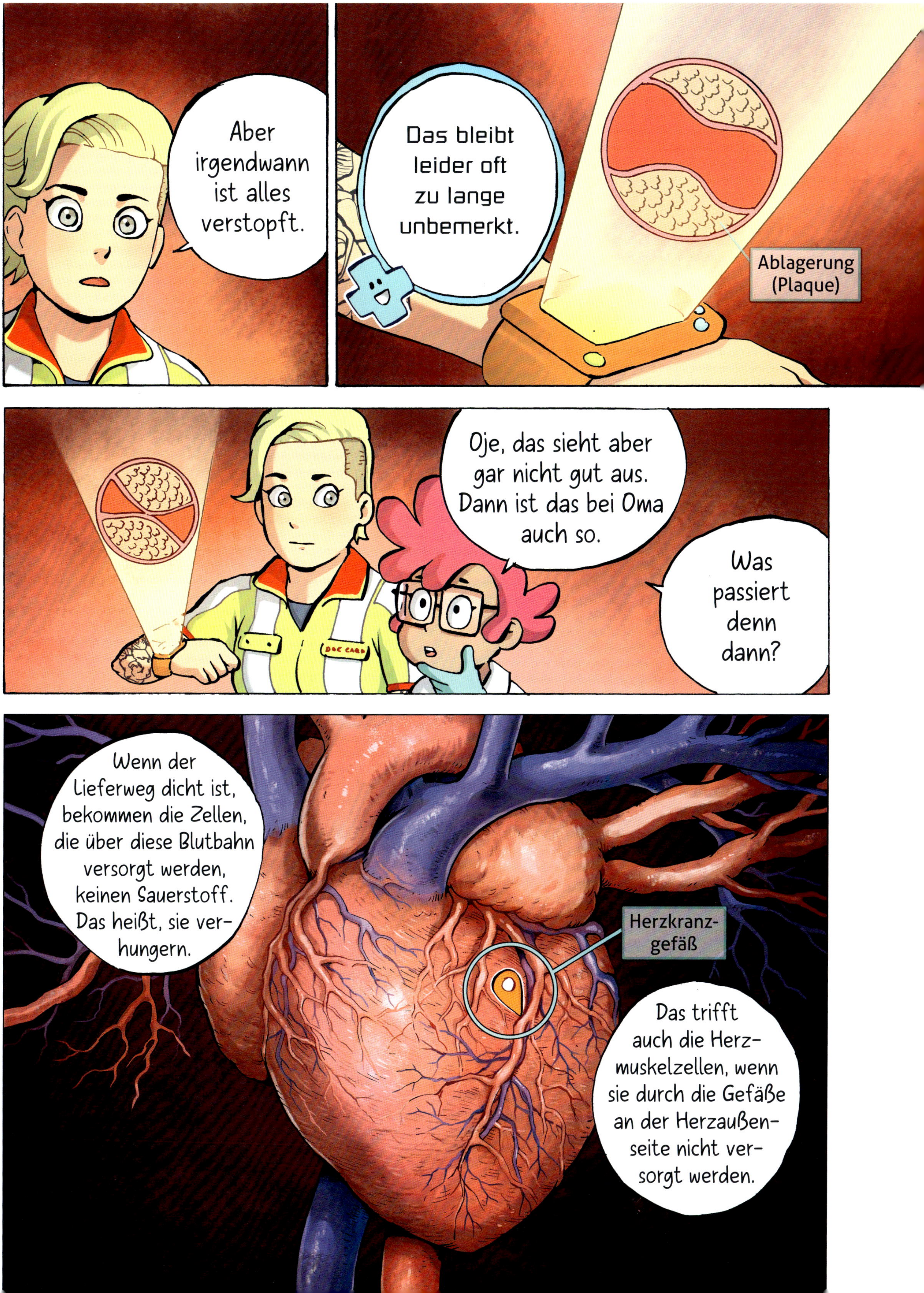

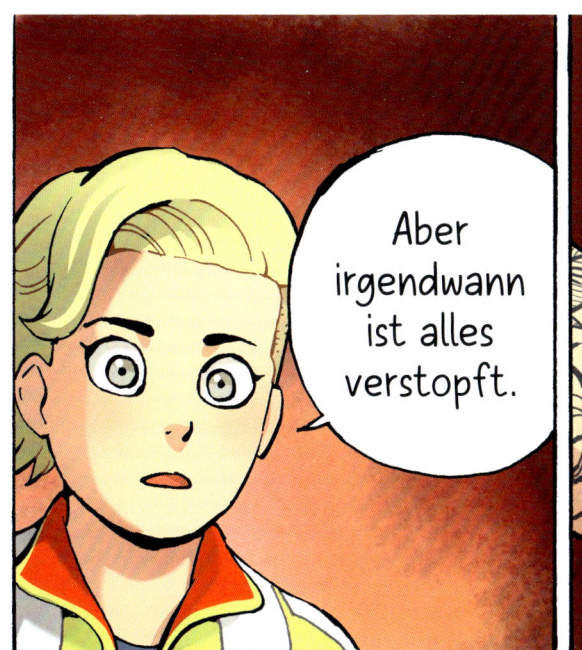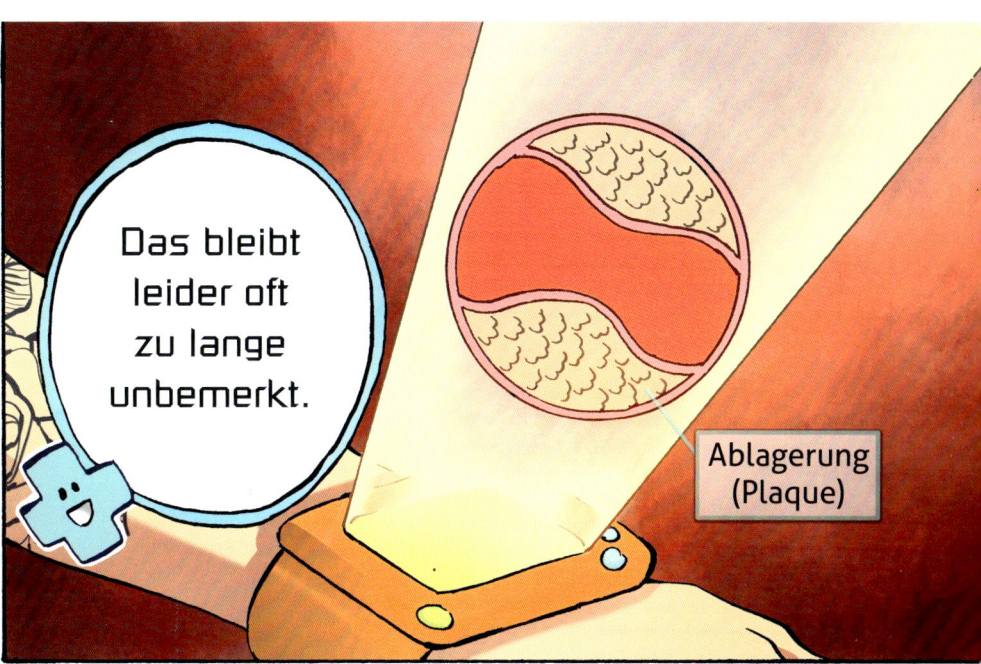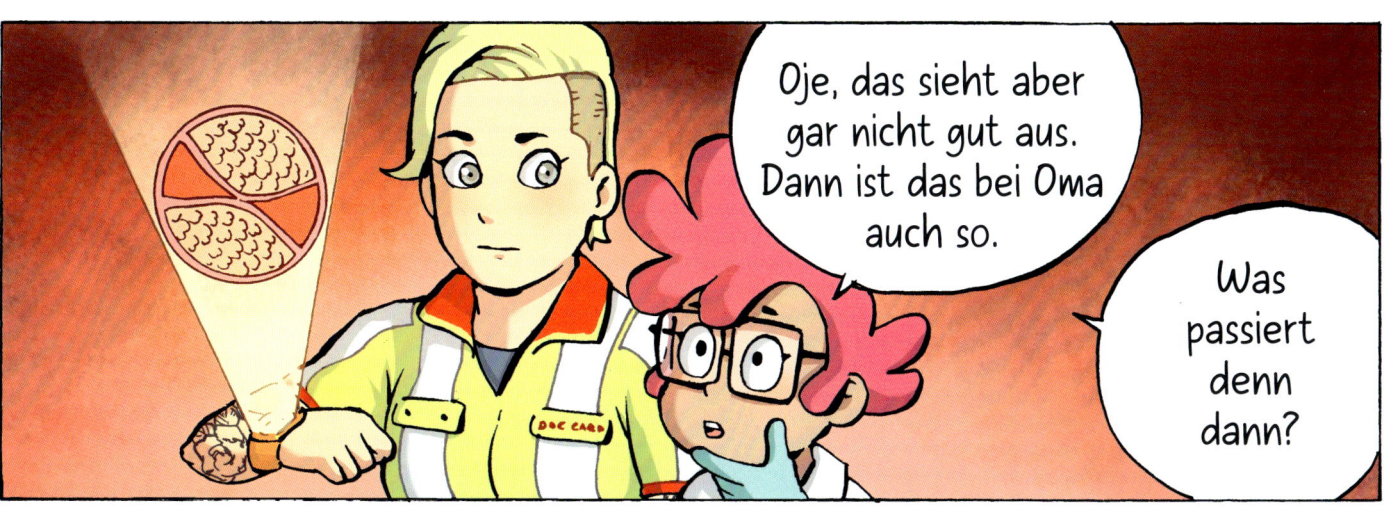

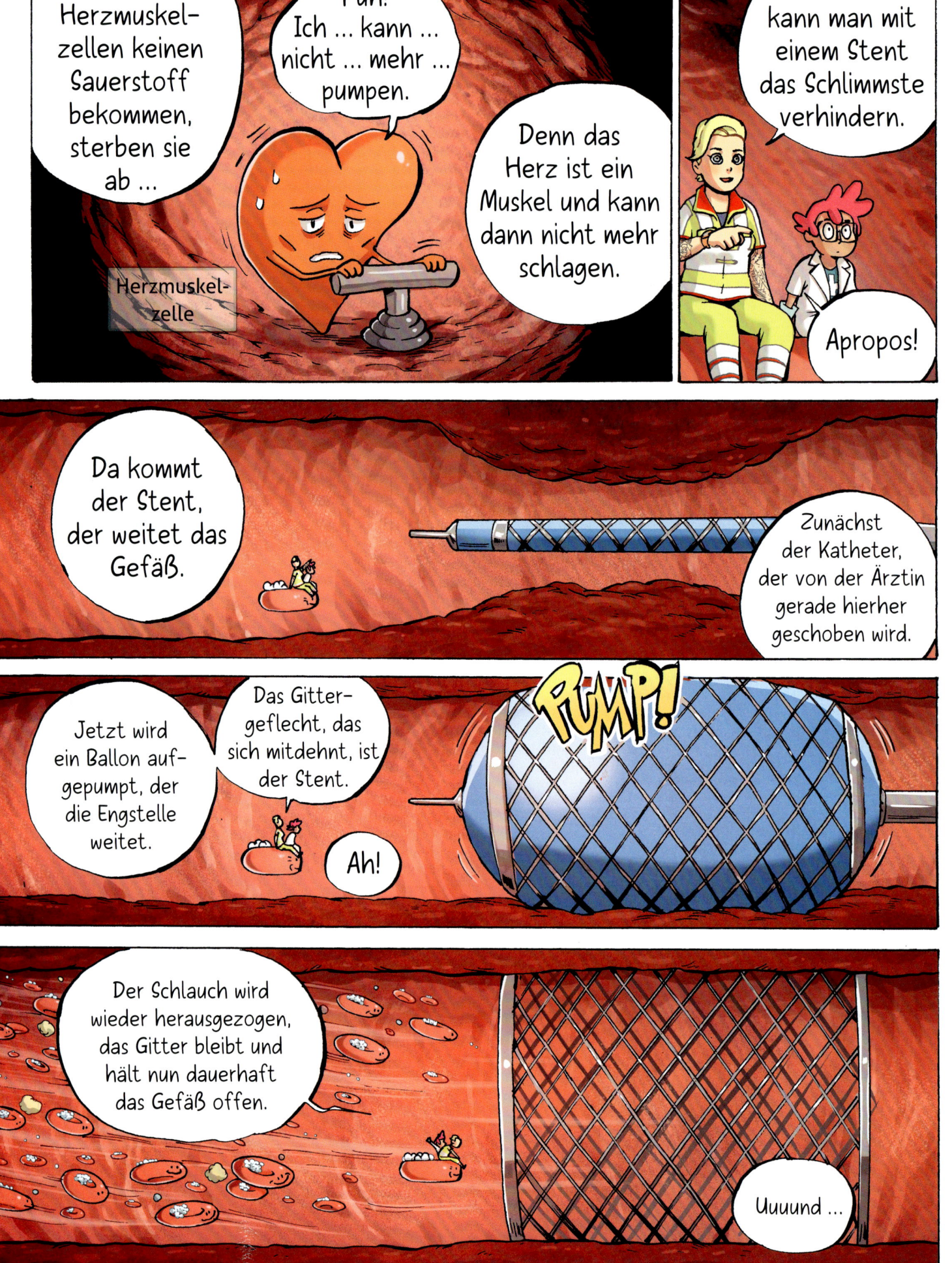

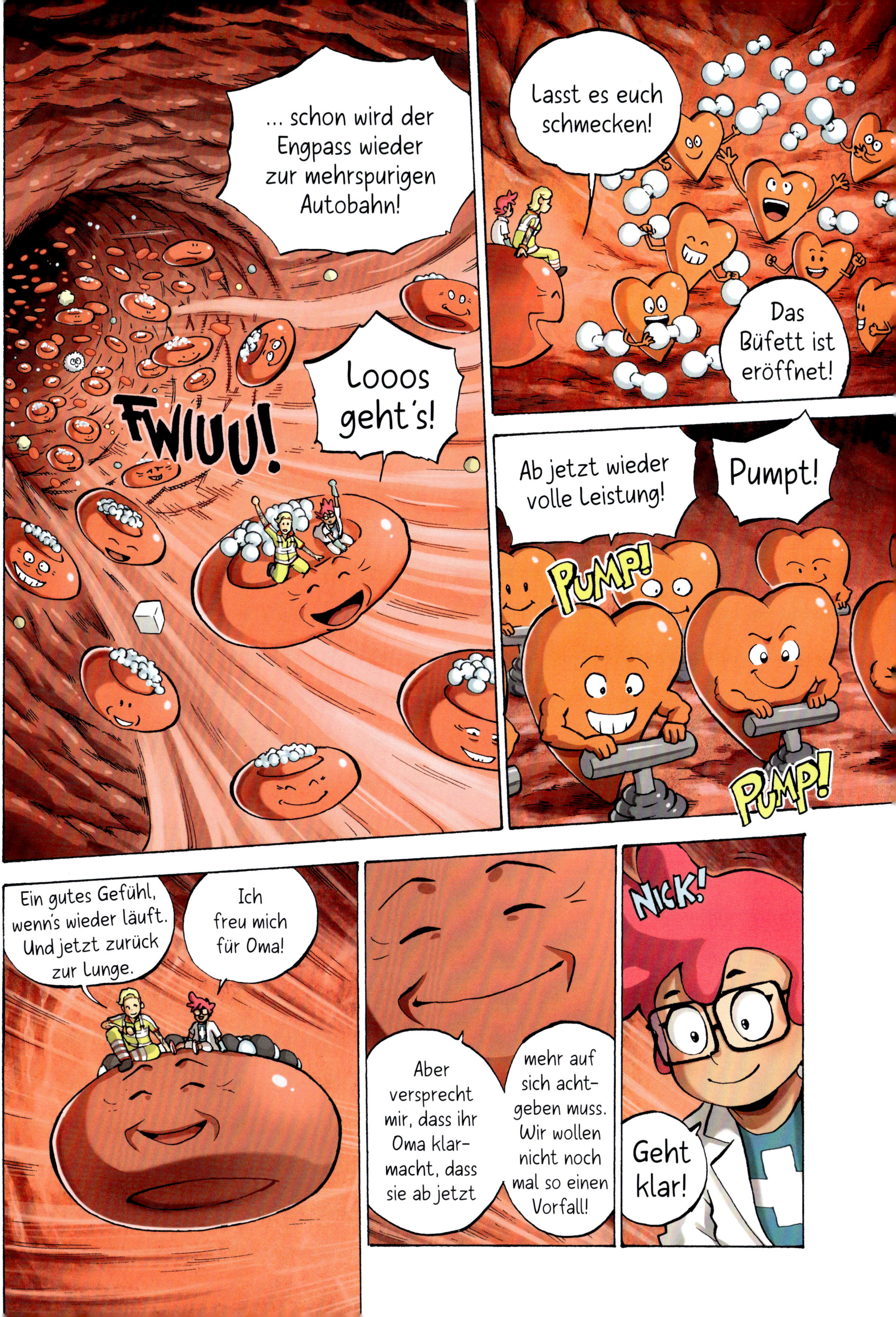

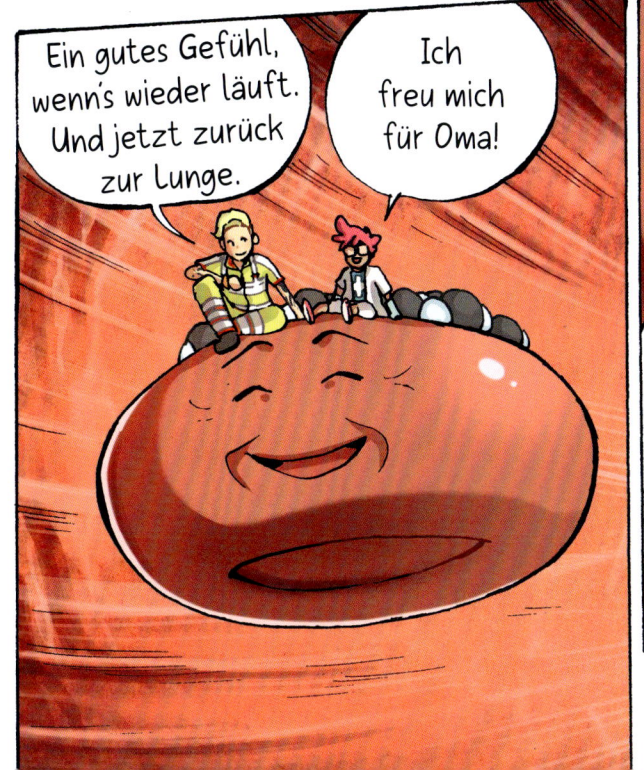
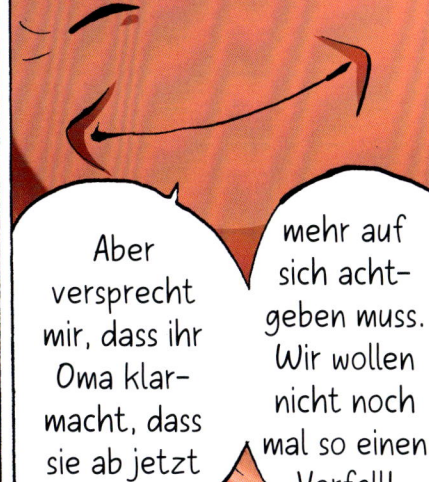
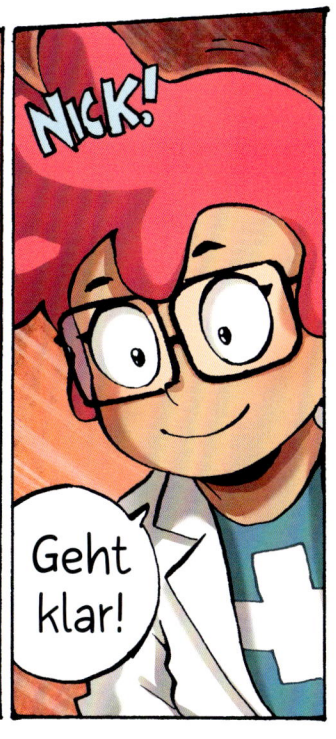

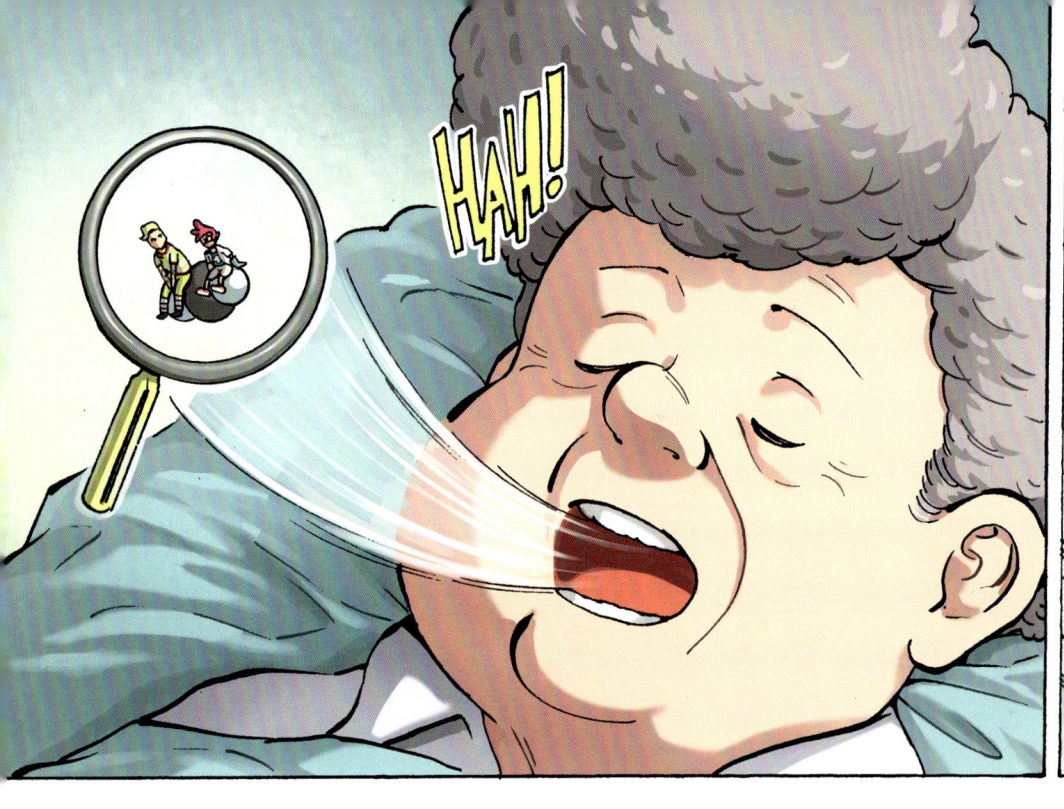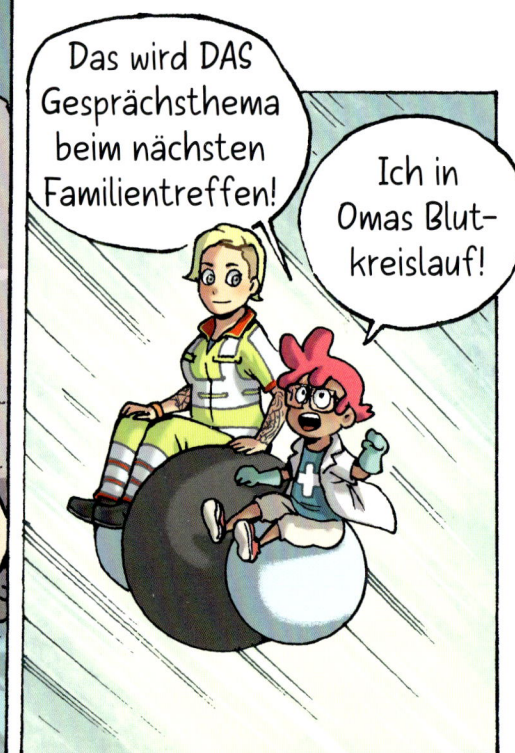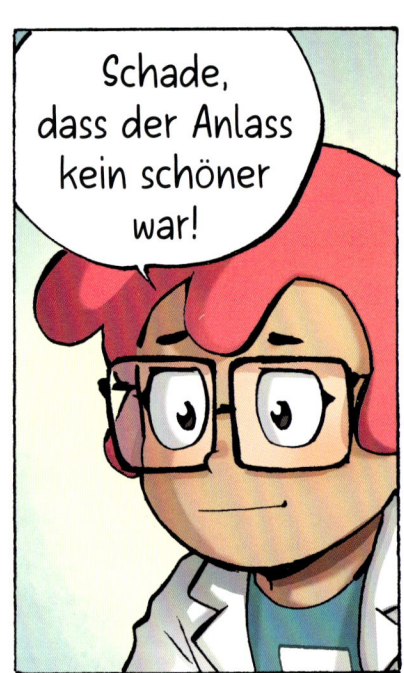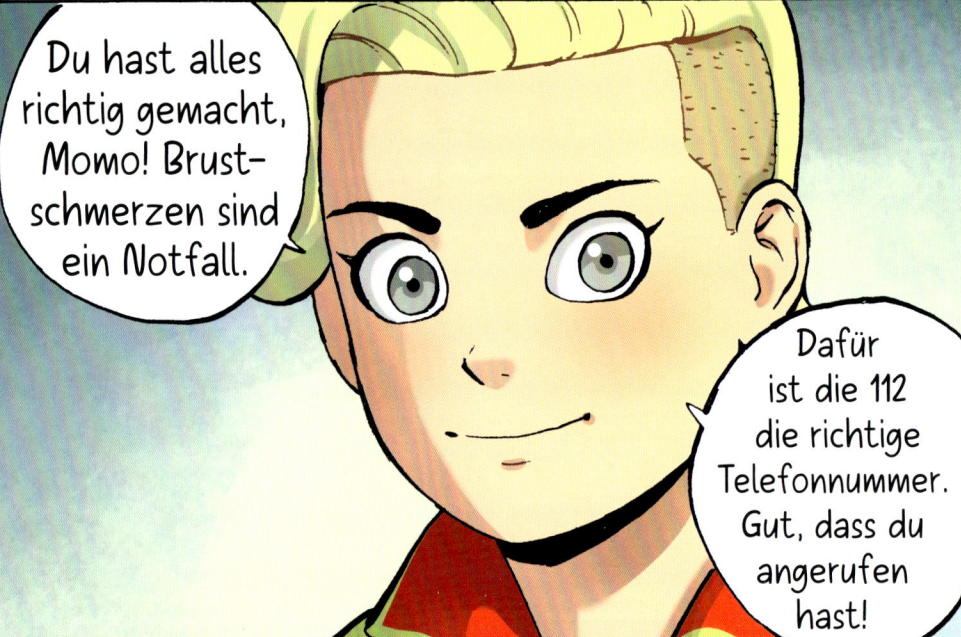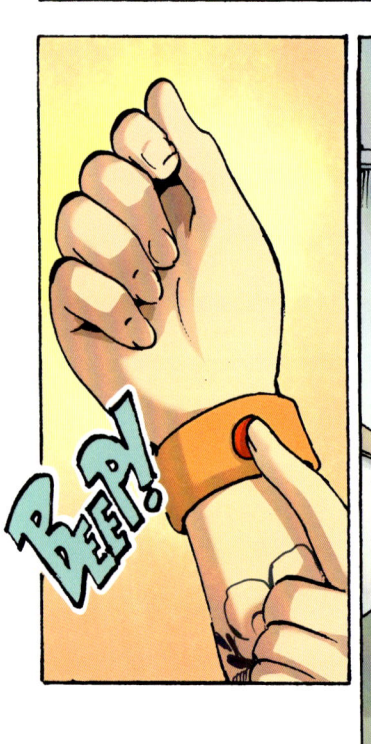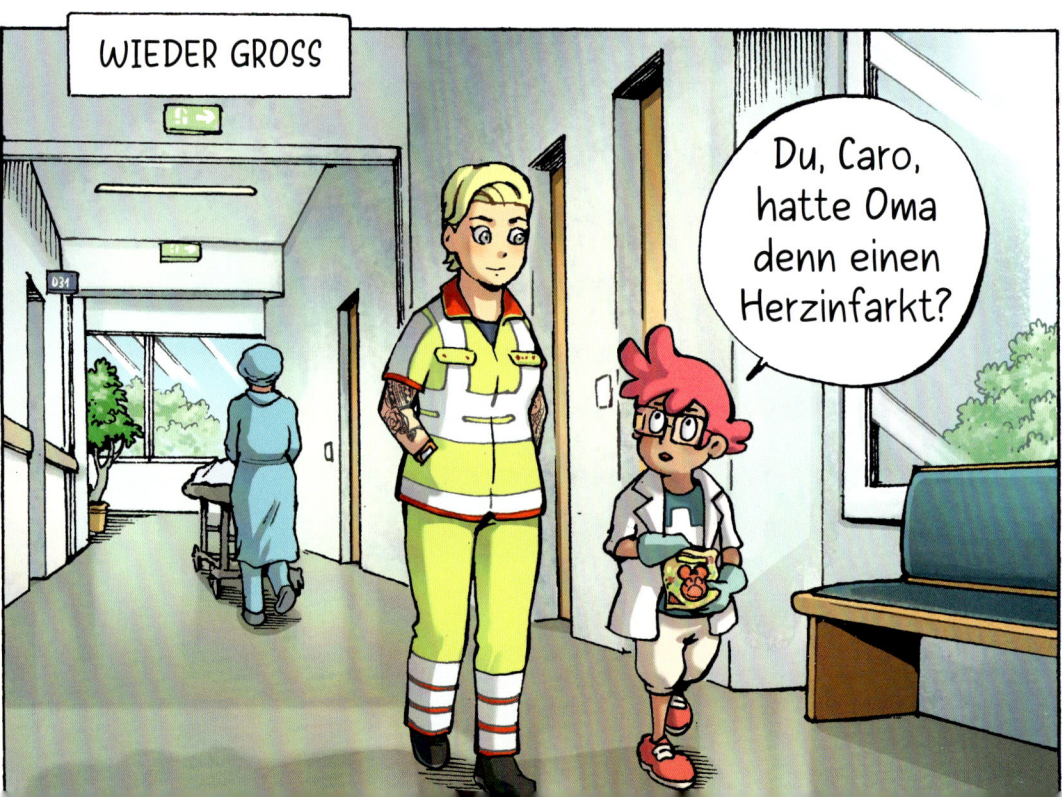

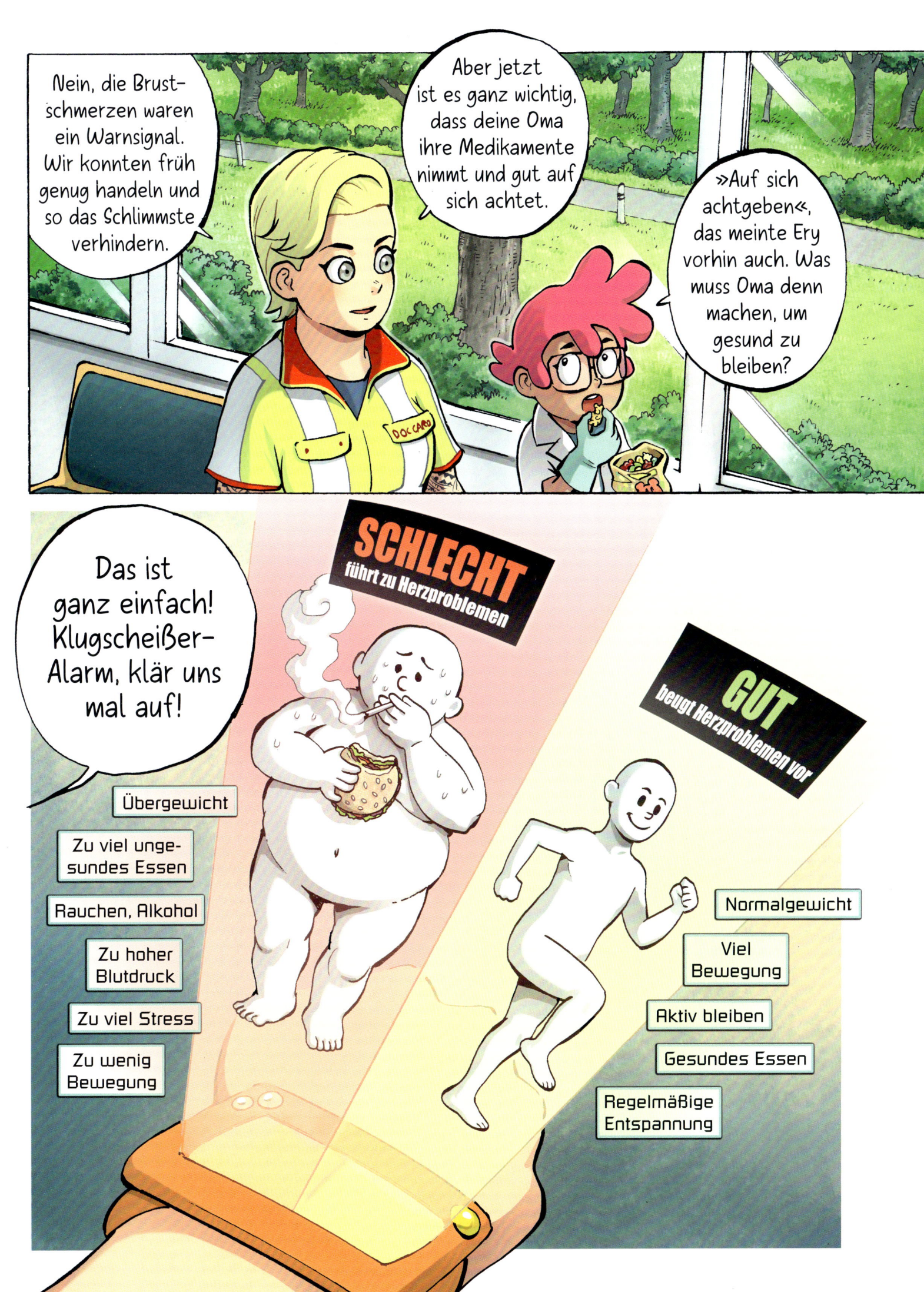

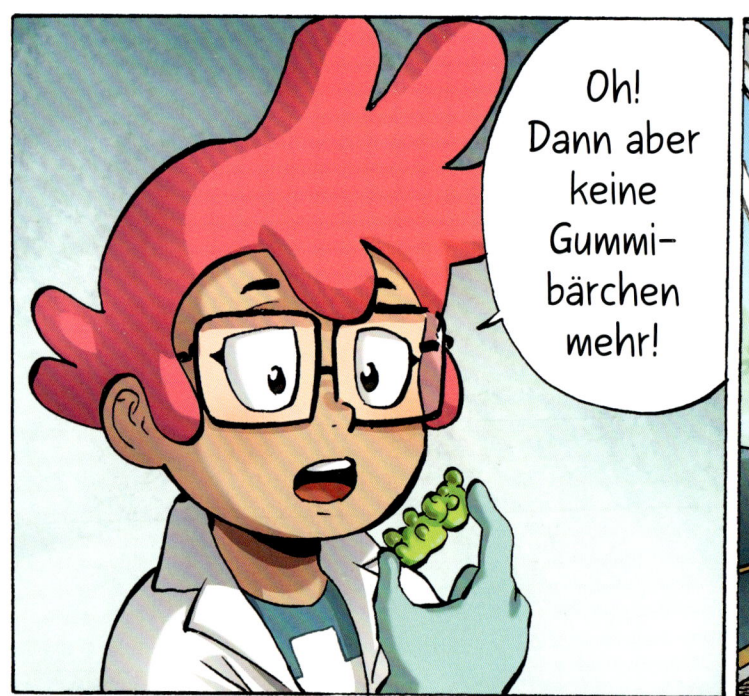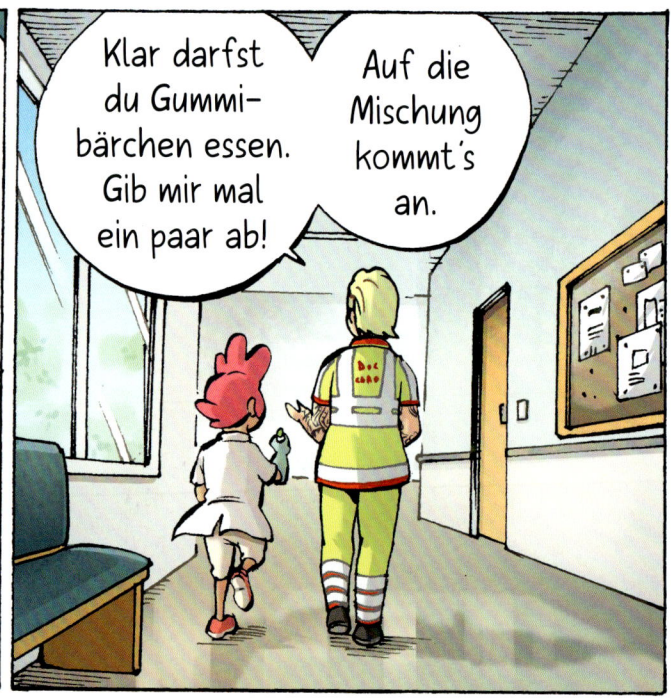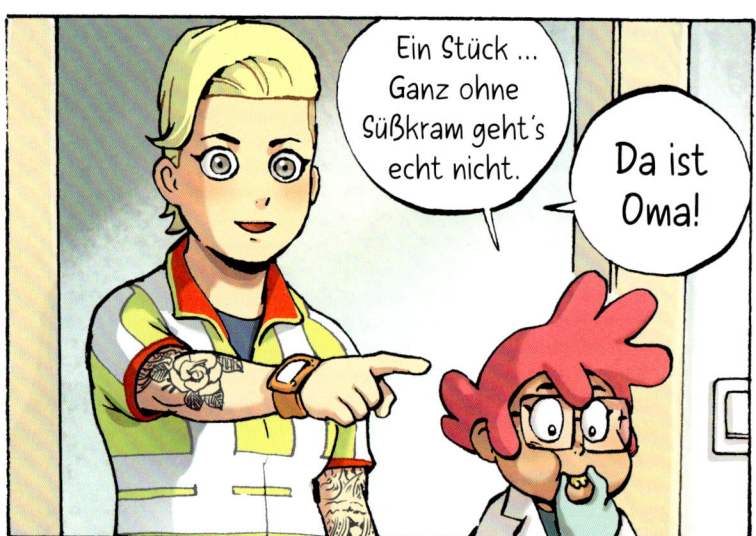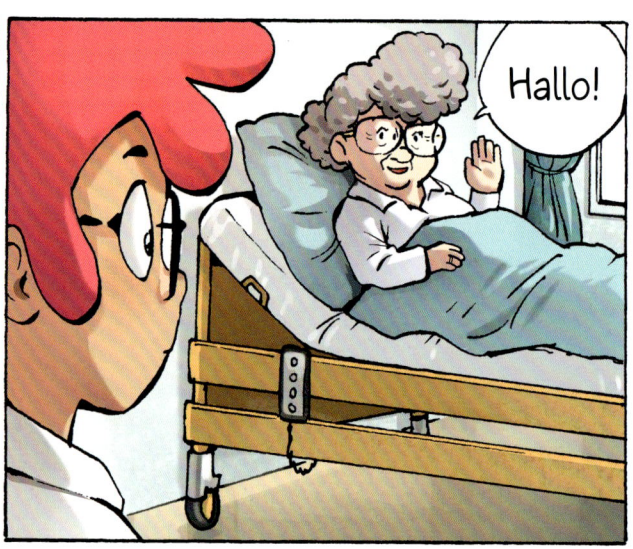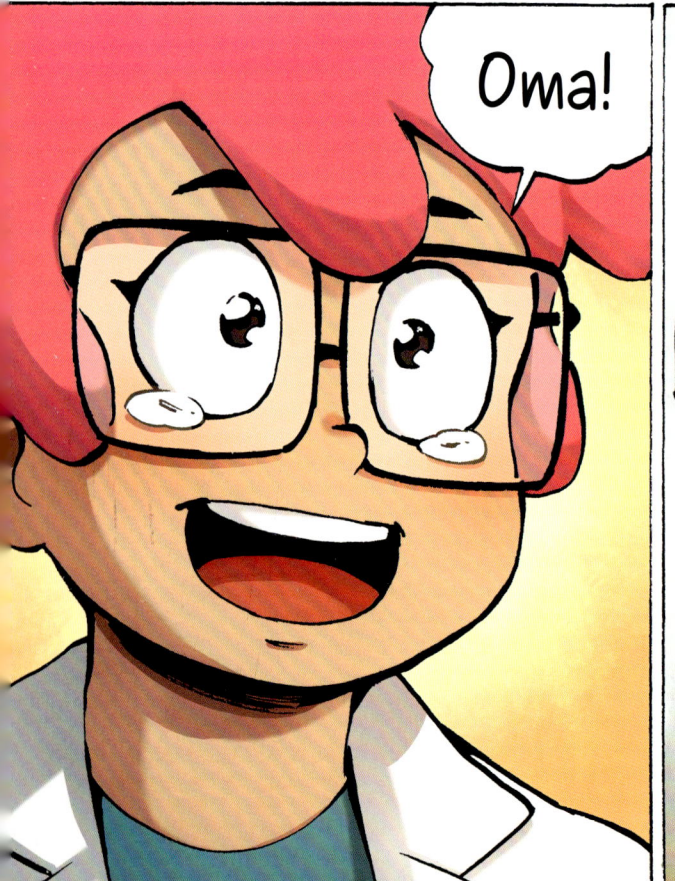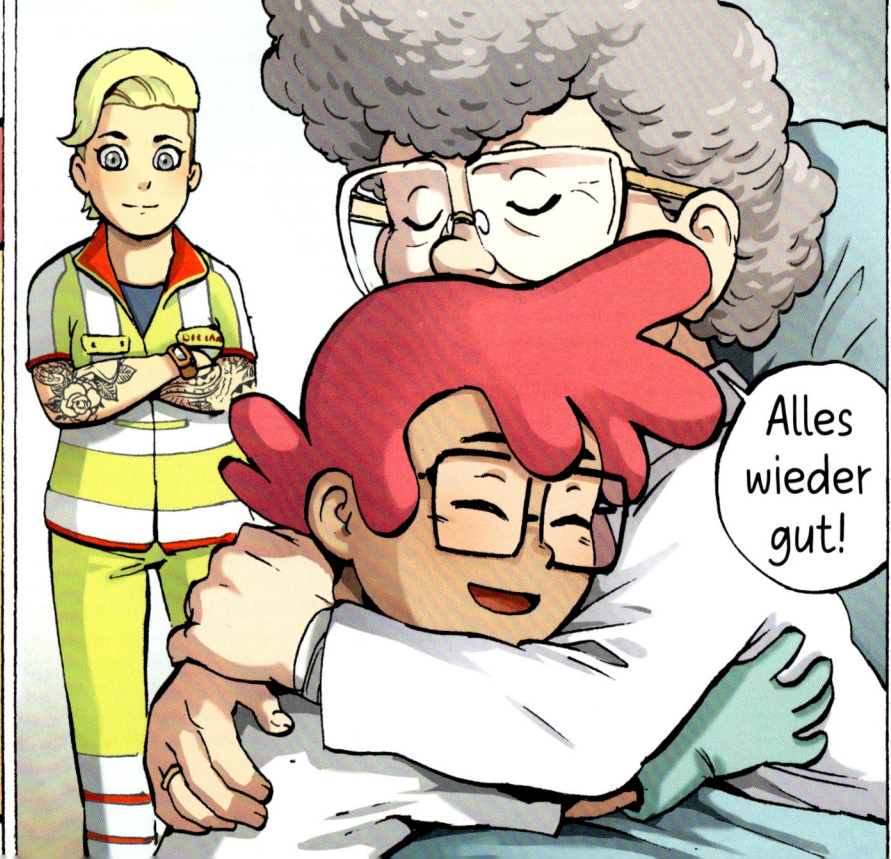

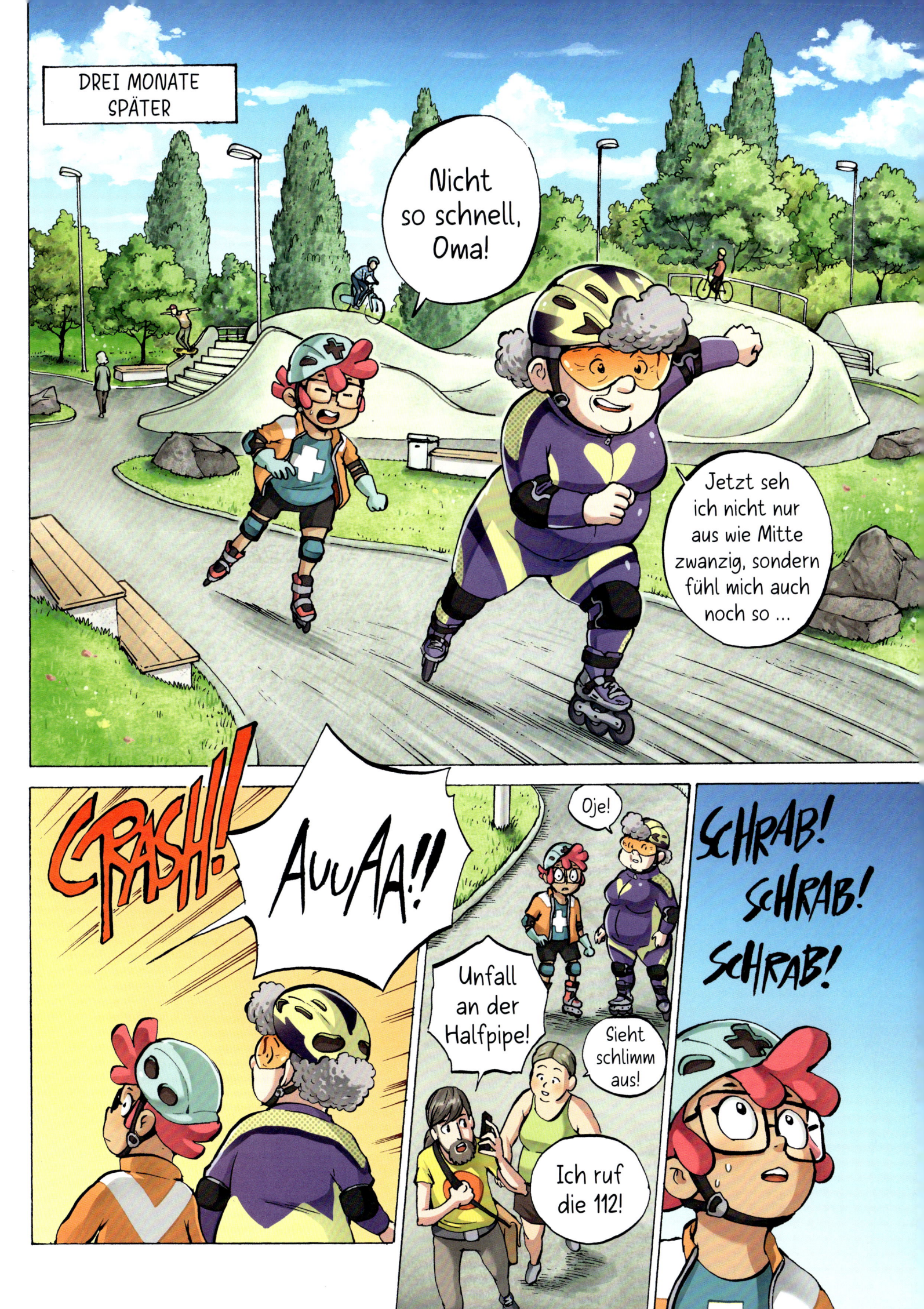

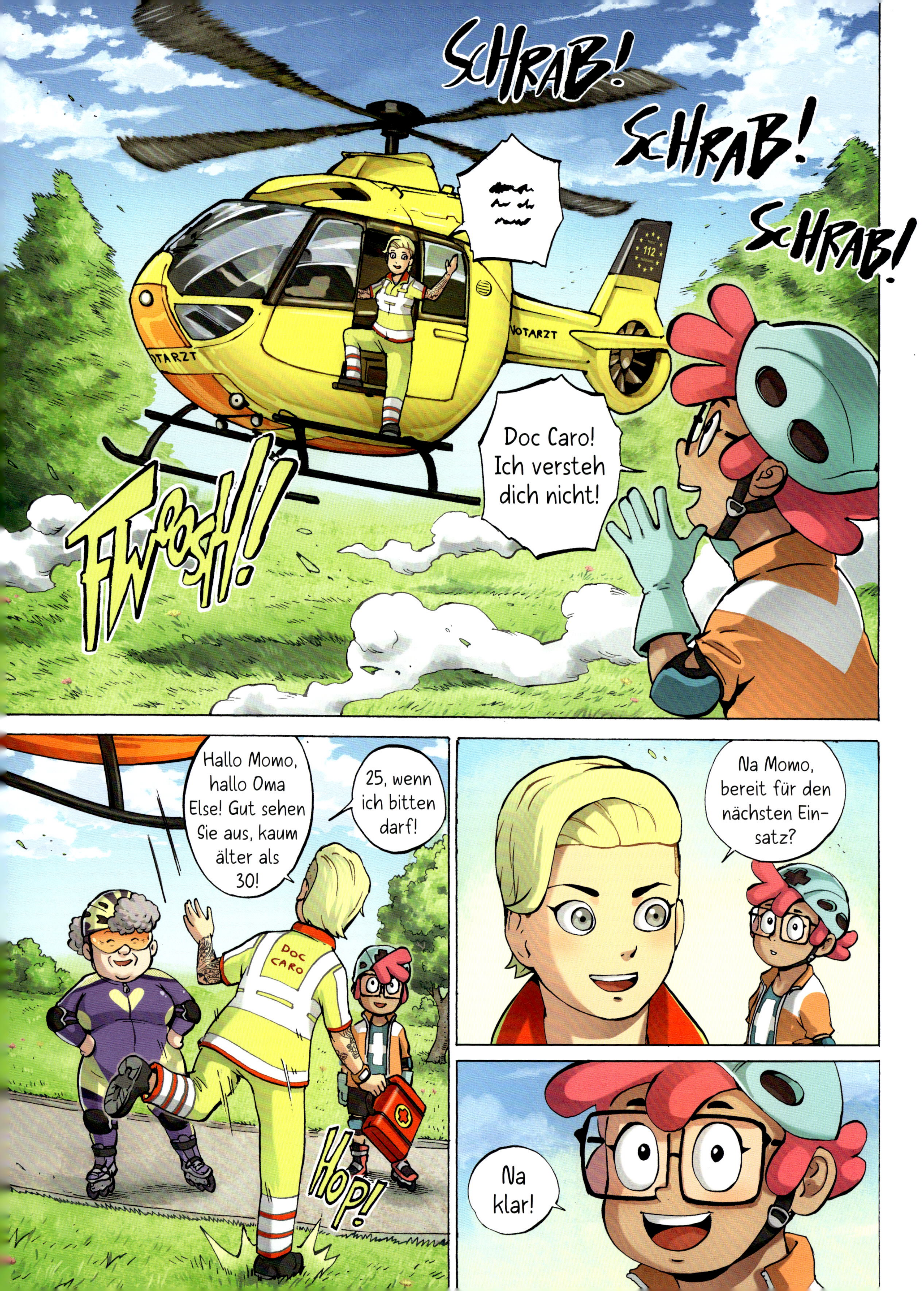

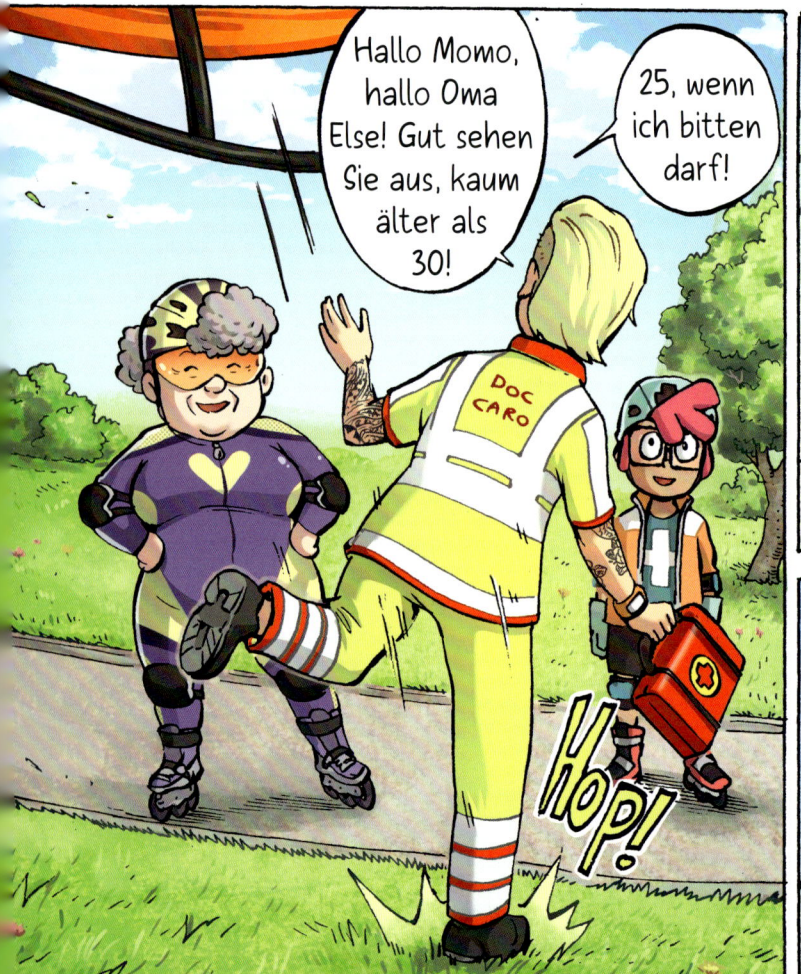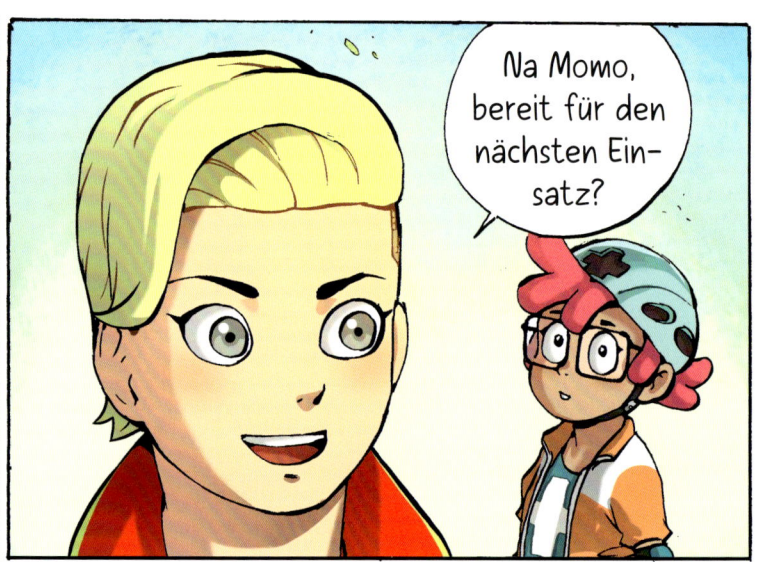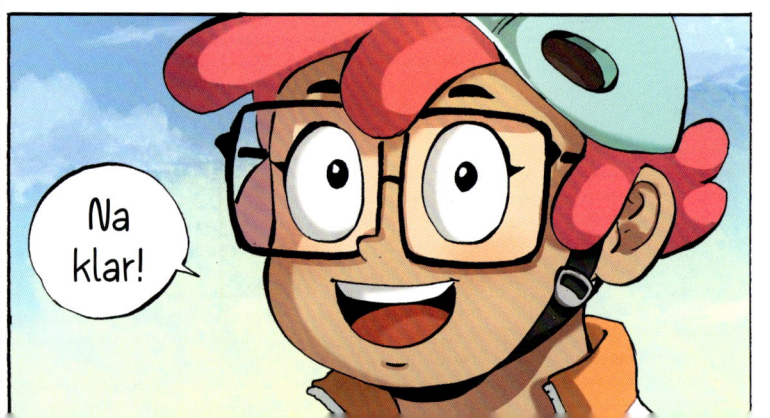

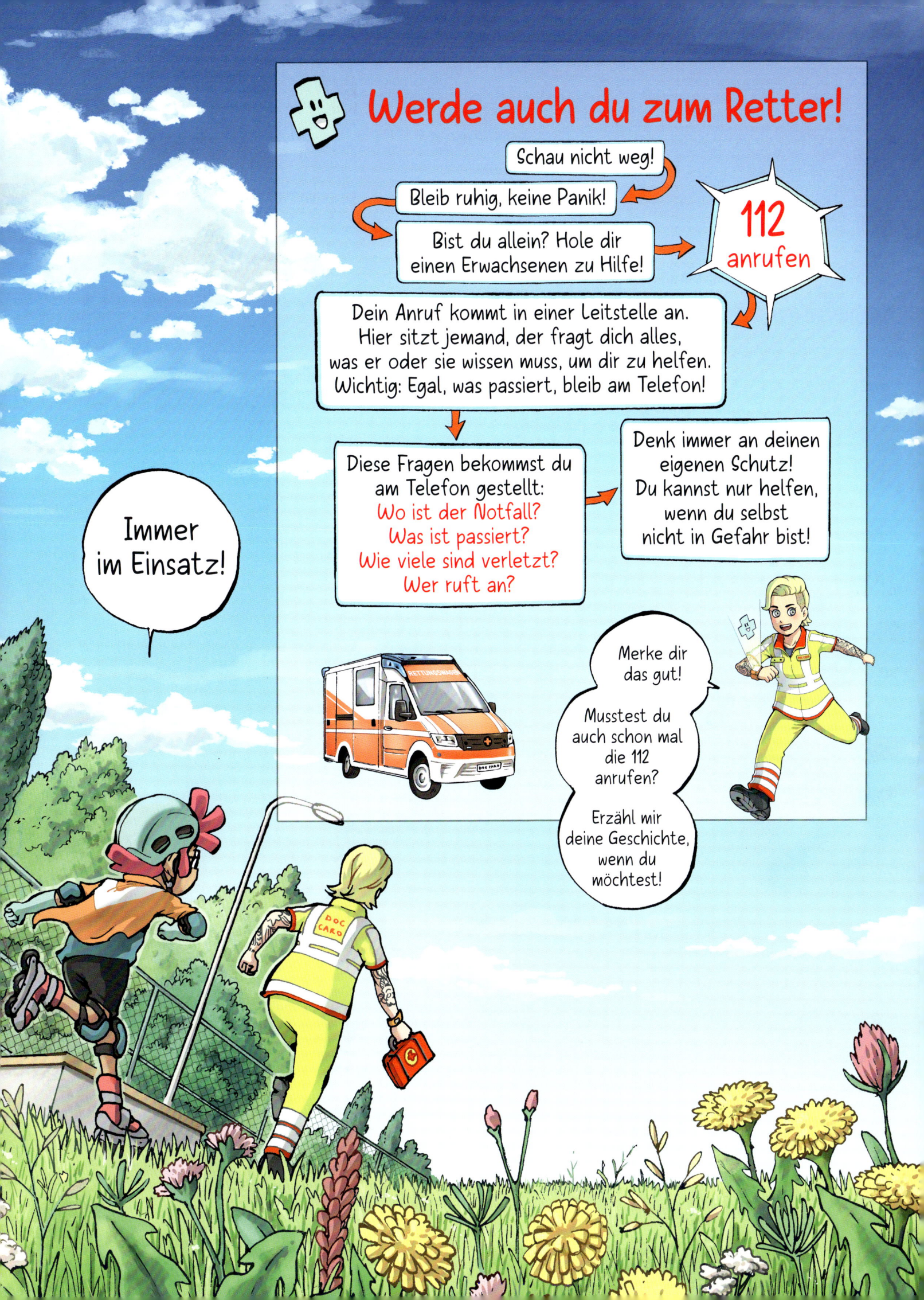